Vorwort

Auf See ist Sicherheit das oberste Gebot. Das gilt nicht nur für die Ausrüstung, sondern auch für die medizinische Ausstattung und die Ausbildung all derer, die sich auf See begeben.

Die Anforderungen sind hoch, denn im Falle von Krankheit oder eines Unfalls ist medizinische Hilfe nur schwer oder gar nicht erreichbar. Die „Erste Hilfe", die an Land in ernsten Fällen nur einige Minuten überbrücken soll, bleibt an Bord für Stunden oder sogar Tage oft die einzige Hilfe.

Fehlt es an Möglichkeiten zur Versorgung, können bereits kleine Unfälle zu einer ungewollten Unterbrechung der Reise zwingen. Schwere Krankheiten oder Unglücke können in einer Katastrophe enden.

Kenntnisse der Ersten Hilfe sollten daher für alle, die sich auf See begeben, selbstverständlich sein. Angesichts der höheren Anforderungen und der speziellen Situation – abseits der schnellen Hilfe – ist darüber hinaus ein Kurs mit dem Schwerpunkt „Medizin an Bord" eine sinnvolle und empfehlenswerte Ergänzung.

Ziel des vorliegenden Buchs ist es, eine für medizinische Laien schnell griffbereite Übersicht zu bieten: Welche Möglichkeiten habe ich im Falle von häufig auftretenden medizinischen Problemen auf See? Wie kann ich Informationen über Erkrankte sammeln, Entscheidungen zum weiteren Vorgehen ermöglichen und so im Extremfall Leben retten? Die Informationen sind bei der Erstversorgung und auch für die funkärztliche Beratung wertvoll, denn sie können Entscheidungen zum weiteren Vorgehen ermöglichen und damit im Extremfall Leben retten.

Grundlage der „Medizintafeln" ist das Skript zu dem SeaDoc-Kurs „Medizin an Bord". Die Erfahrungen aus vielen Lehrgängen gewährleisten die Praxisrelevanz des Werks. Die vielen Fragen und Kommentare von Kursteilnehmenden tragen hoffentlich dazu bei, dass auch komplexere medizinische Sachverhalte für Laien verständlich dargestellt werden können.

Bitte beachten Sie:

- Für alle Ihre Handlungen tragen Sie die Verantwortung.
- Sie und alle anderen an Bord sind im Rahmen ihrer Möglichkeiten zur Hilfe verpflichtet.
- Steht professionelle Hilfe zur Verfügung, beschränken Sie sich auf die unmittelbar notwendigen Maßnahmen.
- Ist professionelle medizinische Versorgung unerreichbar, müssen Sie gegebenenfalls selbstständig vorgehen.
- Kümmern Sie sich frühzeitig um medizinische Hilfe.
- Nehmen Sie regelmäßig an Kursen zu Erster Hilfe auf See teil. So verlieren Sie auch die Angst, im Notfall wirklich einzugreifen.

Ich möchte mich bei dem Verlag Delius Klasing und den Lektoren Felix Wagner und Gerd Kley für die konstruktive Zusammenarbeit und bei Helmut Flubacher für die aussagekräftigen Zeichnungen bedanken. Ferner gilt mein Dank den vielen Kolleginnen und Kollegen, die mich mit fachlichem Rat und ihrer besonderen Expertise unterstützt haben. Besonders intensiv war die Hilfe von

- Dr. med. Maja Helbig-Geigenberger, Fachärztin für Innere Medizin und Gastroenterologie
- Dr. med. Malte Issleib, Oberarzt der Klinik und Poliklinik für Anästhesie, Universitätsklinikum Hamburg-Eppendorf, Leitender Notarzt der Feuerwehr Hamburg
- Prof. Dr. med. Hans-Heiner Kramer, ehemaliger Direktor der Klinik für angeborene Herzfehler und Kinderkardiologie, Universitätsklinikum SH, Campus Kiel
- Dr. med. Matthias Lübke, Facharzt für Unfallchirurgie, Chirurgie und Orthopädie, Chirurgische Praxis am Fennpfuhl, Berlin
- Apotheker Gunnar Stehr, Pinnau-Apotheke, Quickborn
- PD Dr. med. habil. Christoph Terborg, Praxis für Neurologie Barsbüttel, ehemaliger Chefarzt der Kliniken für Neurologie und für Frührehabilitation der Asklepios Klinik St. Georg in Hamburg

Ich wünsche Ihnen eine gute Reise ohne Zwischenfälle. Sollte aber doch einmal ein Notfall eintreten, hoffe ich, dass dieses Buch Ihnen hilft, das Richtige im rechten Moment zu tun.

Fabian Steffen

Leittafel: Was tun bei Bewusstlosigkeit?

Bewusstlose Person

Wenn möglich: **Hilfe rufen!**

Bewusstsein prüfen: schütteln, laut ansprechen, kneifen (Tafel 14)

Atmung überprüfen: durch sehen, hören, fühlen

keine Atmung oder unsicher? Atemwege öffnen: Kinnpartie anheben, Kopf leicht überstrecken, sichtbare Fremdkörper entfernen (Tafel 14, Bild 1)

Ja

Stabile Seitenlage (Tafel 8); Wendltubus einlegen (Tafel 11), weiter beobachten, Notruf (Tafel 9)

Nein

Defibrillator/AED vorhanden?

Ja (Tafel 15)

Ein Helfer – auf See

- Defibrillator holen und anschließen
- den Anweisungen des Defibrillators folgen
- sobald möglich: Notruf (Tafel 9)

Ein Helfer – im Hafen

- **laut** um Hilfe rufen
- mit Wiederbelebung beginnen
- eintreffende Helfer holen AED und setzen Notruf ab (Tafel 9)

Mehrere Helfer – an Land und auf See

- ein Helfer holt den Defibrillator
- gleichzeitiger Beginn der Wiederbelebung
- im Hafen **laut** um Hilfe rufen und Rettungsdienst alarmieren – Notruf (Tafel 9)

Nein

Wiederbelebung (Tafel 14):
30 x Herzdruckmassage
2 x Beatmung
im Wechsel

im Hafen: **laut** um Hilfe rufen
im Hafen und auf See: Notruf (Tafel 9)

Beatmung:
Frequenz: 2× beatmen in maximal 5 Sekunden

Herzdruckmassage:
Frequenz: mindestens 100× pro Minute
Drucktiefe: mindestens 5 cm

Leittfafel: Verletzungen des Bewegungsapparates

Maßnahmen nach einer Verletzung

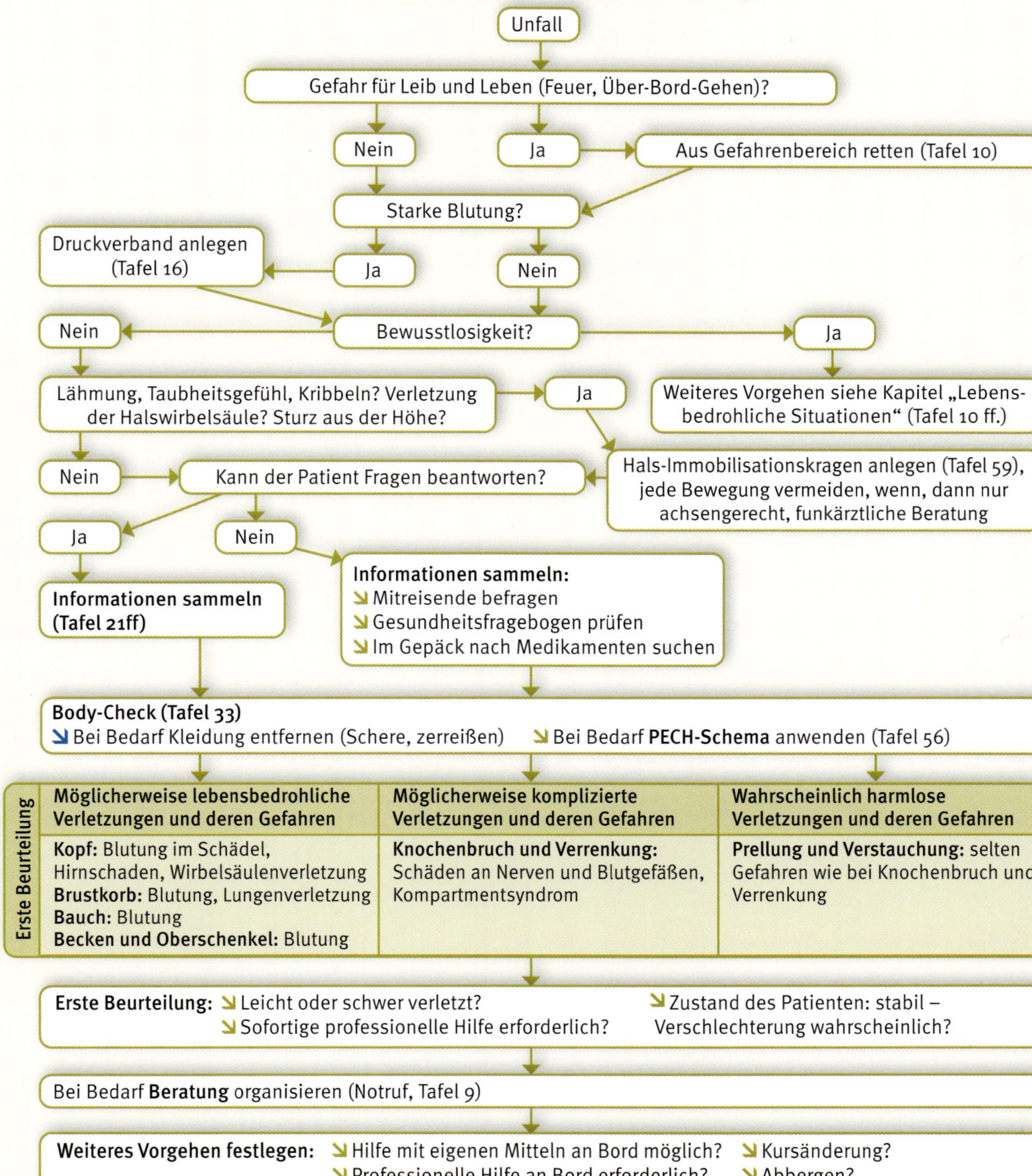

Weiter ab Tafel 55

Leittfafel: Leitsymptome und Erkrankungen

Leitsymptome

Erkrankungen führen zu Beschwerden und Krankheitszeichen (Symptomen).
Die auffälligen Symptome
- **Bewusstseinsstörung**
- **Luftnot**
- **Brustschmerz**
- **Bauchschmerz**

werden als **Leitsymptome** bezeichnet.

Untersuchen Sie den Patienten wie im Kapitel Untersuchung beschrieben (Tafel 21 ff.). Notieren Sie Ihre Ergebnisse in den Formularen „Untersuchung“ und „Verlaufsprotokoll“ (im Internet unter www.seadoc.de, Stichwort „Informationen“). Genannt sind jeweils typische Befunde, sie können aber auch fehlen. Hinweise zur Behandlung mit Medikamenten finden Sie ab Tafel 67.

Untersuchung und Versorgung von Erkrankten

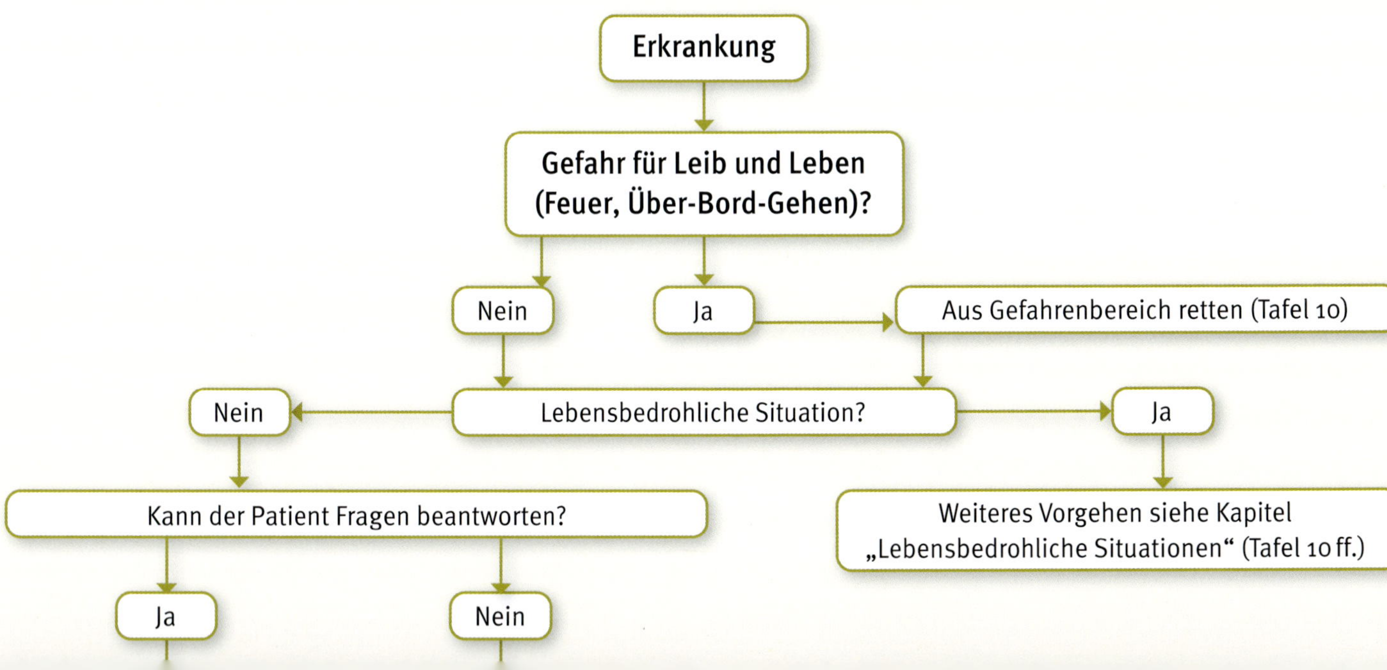

Vorgehen bei bewusstlosen Patienten:

- Mitreisende befragen
- Gesundheitsfragebogen prüfen
- Im Gepäck nach Medikamenten suchen

Orientierende Untersuchung (Tafel 21 ff.)
Ergebnisse notieren (Formular „Untersuchung“)

Leitsymptom	Siehe Tafel
Veränderung des Bewusstseins	Tafel 22 ff.: Untersuchung Allgemeines; Bewusstsein und Nervensystem Tafel 34 ff.: Leitsymptom Bewusstseinsstörung
Luftnot	Tafel 22, 25 ff.: Untersuchung Allgemeines; Atmung, Herz und Kreislauf Tafel 37 ff.: Leitsymptom Luftnot und Brustschmerz

Leitsymptom	Siehe Tafel
Brustschmerz	Tafel 22, 25 ff.: Untersuchung Allgemeines; Atmung, Herz und Kreislauf Tafel 37 ff.: Leitsymptom Luftnot und Brustschmerz
Bauchschmerz	Tafel 22, 30: Untersuchung Allgemeines; Bauch Tafel 45: Leitsymptom Bauchschmerz
Sonstiges	Tafel 22: Untersuchung Allgemeines, z. B. Körperhaltung, Schmerzen, Hautveränderungen

Erste Beurteilung:
- Etwas krank – krank – sehr krank?
- Sofortige professionelle Hilfe erforderlich?
- Zustand des Patienten: stabil – Verschlechterung wahrscheinlich?

Bei Bedarf **Beratung** organisieren (Notruf, Tafel 9)

Weiteres Vorgehen festlegen:
- Hilfe mit eigenen Mitteln an Bord möglich?
- Professionelle Hilfe an Bord erforderlich?
- Kursänderung?
- Abbergen?

Vor der Reise

Vor Seereisen ist eine gute medizinische Vorbereitung wichtig. Dazu gehören Vorsorgeuntersuchungen, Impfungen, eine Ausstattung mit medizinischen Materialien und Medikamenten ebenso wie die Mitnahme wichtiger Unterlagen und Formulare.

TIPP Die Formulare finden Sie im Internet unter **www.seadoc.de**, Stichwort „Informationen". Drucken Sie sie vor der Reise aus. Eine verkürzte Version finden Sie im Anhang auf Tafel 82.

Medizinische Informationen

Jeder Mitreisende sollte vor Reiseantritt Informationen über seinen Gesundheitszustand abgeben. Diese medizinischen Informationen können für Helfer im Notfall wichtig sein.

Untersuchung

Notieren Sie hier Ihre Untersuchungsergebnisse.

Medikamentenliste

Tragen Sie in diesen Bogen Ihre an Bord vorhandenen Medikamente ein.

Verlaufsprotokoll

Medizinische Situationen verändern sich schnell – um den Überblick zu behalten, sind regelmäßige Kontrollen wichtig.

To do – medizinische Vorbereitung vor der Reise

- Körperliche Fitness optimieren
- Hausarzt aufsuchen: Gesundheitscheck, Grunderkrankungen versorgen und stabilisieren lassen, Medikamentenbedarf klären (Dauermedikation, Notfall- und sonstige Medikamente), zum Thema Defibrillator beraten lassen (Bordeignung, Risikofaktoren etc., Tafel 15)
- Hausarzt, Tropen- oder Reisemediziner aufsuchen: Impfstatus überprüfen (Standardimpfungen auffrischen, je nach Reisegebiet weitere Prophylaxen abklären)
- Ggf. Kinderarzt aufsuchen: Kindermedikamente abklären, zu beachtende Impftermine während der Reise notieren
- Medikamente und sonstige medizinische Materialien besorgen und übersichtlich verstauen (Tafel 67 ff), ggf. Formulare für die Mitnahme von Betäubungsmitteln (Tafel 67) ausfüllen lassen
- Erste-Hilfe-Kenntnisse auffrischen, am besten in einem Kurs „Medizin an Bord"
- Wichtige Formulare ausdrucken und mitnehmen (siehe Kasten links)
- Notrufnummern (MRCC, Landrettung) besorgen, UKW-Kommunikationsablauf mit allen Mitreisenden trainieren (Tafel 9)

Was muss mit – medizinische Versorgungsmaterialien für die Reise

Häufige medizinische Probleme an Bord sind:

- **Kleine und größere Wunden**
- **Brandwunden**
- **Verletzungen des Bewegungsapparates:** z.B. Prellung, Verstauchung, selten Knochenbruch

Selten, aber immer dramatisch verlaufend, sind **lebensbedrohliche Situationen.**

Für die Versorgung all dieser Probleme müssen eine Ausrüstung und die entsprechenden Medikamente vorhanden sein.

Ausrüstung und Medikamente

- **Wunden:** Reinigung (Tupfer, Desinfektionsflüssigkeit, Instrumente wie Schere, Pinzette, Skalpell) und Versorgung (Wundauflagen, Pflaster, Mullbinden; Tafel 64)
- **Brandwunden:** Materialien für die Vermeidung von Infektionen und Narbenbildung (Tafel 52)
- **Verletzungen des Bewegungsapparates:** Material zum Kühlen (Kühlaggregate) und Stabilisieren (Fixierbandagen, Schienen, Dreiecktuch; Tafel 55 ff.)
- **Lebensbedrohliche Situationen:** Rettungsdecken für Unterkühlungen, Wendltuben für das Offenhalten der Atemwege, Beatmungsfolie für die Atemspende (Tafel 10), eventuell Defibrillator
- **Medikamente:** Empfehlungen ab Tafel 67

Sonstiges

- Fieberthermometer, Untersuchungshandschuhe, automatisches Blutdruckmessgerät, Pulsoximeter, Zahn-Notfallset, Augendusche
- Druckluftvernebler (z. B. Pari Boy) für die Inhalation von Medikamenten oder Salzwasser, Kegelinhalator zur Inhalation von ätherischen Ölen
- Für gut trainierte Anwender außerdem: Zubehör für die Gabe von Medikamenten oder Flüssigkeit unter die Haut, in einen Muskel oder ein Blutgefäß (Tafel 79 ff.)
- MAD-Nasalzerstäuber für die Gabe von eines starken Schmerzmittels in die Nase (nur für die Langfahrt, siehe Tafel 77)
- Vertiefende Literatur zum Thema Medizin an Bord (siehe Tafel 82)

WICHTIG

Die Ausrüstung muss den schwierigen Bedingungen des maritimen Umfelds angepasst sein, das heißt von guter Qualität und wassergeschützt verstaut sein. Der Umfang sollte der Personenanzahl an Bord entsprechen.

Der Notruf

Der Notruf soll professionelle Helfer alarmieren. Auf See erfolgt eine Koordination aller Notfälle durch die **Seenotleitstellen** (MRCC, „**M**aritime **R**escue **C**oordination **C**enter") der jeweiligen Länder. In medizinischen Notfällen erfolgt eine Weitervermittlung vom MRCC an die **funkärztliche Beratung** (Medico-Gespräch/TMAS, „**T**ele**m**edical **A**ssistance **S**ervice"). Der TMAS kann aber auch direkt angewählt werden. Helfer brauchen Informationen, um die Situation an Bord einschätzen zu können:

- **Medizinische und allgemeine Informationen** (von jedem Mitreisenden vor der Reise zusammenzustellen):
  - Alter, Gewicht, Größe, Name und Kontaktdaten von Angehörigen und vom Hausarzt, Blutdruck und Puls in Ruhe, Vorerkrankungen, Operationen, Medikamente und deren Aufbewahrungsort, Allergien (Formular Medizinische Informationen)
- Immer benötigte **Basisinformationen** für die funkärztliche Beratung:
  - Wer ruft an, Position, nächster Hafen wie schnell erreichbar
  - Patientenname, Geschlecht, Alter, Vorerkrankungen, Medikamente
  - Vitalparameter: Bewusstsein, Atmung, Kreislauf
  - Hauptproblem: wann Beginn, Auslöser, Verdachtsdiagnose
  - Bei Unfall: geschädigte Körperregion, Beschreibung
- Eventuell benötigte **Zusatzinformationen**:
  - Untersuchen Sie den Patienten vollständig, notieren Sie die Befunde (Formular Untersuchung)
  - Stellen Sie die an Bord vorhandenen Medikamente zusammen (Formular Medikamentenliste)

Wichtig: Bereiten Sie sich auf das Gespräch vor (Formular Funkärztliche Beratung).

Formulare für die medizinischen Informationen, die Untersuchung, die funkärztliche Beratung und ein Verlaufsprotokoll zum Ausdrucken finden Sie unter www.seadoc.de, Stichwort „Informationen".

Notruf per Telefon

- Landesrettungsleitstellen (europaweit erreichbar; nur sinnvoll für Notfälle in unmittelbarer Landnähe oder im Hafen): **112**
- MRCC Bremen (aus dem deutschen Mobilfunknetz, keine Vorwahl nötig): **124 124**
- MRCC Bremen (aus dem Ausland, Weitervermittlung an internationale MRCC in Ihrem Revier eventuell möglich): **(+49) 421 536 870**
- TMAS Cuxhaven (auch ohne Vermittlung durch das MRCC möglich): im Notfall **(0 47 21) -785**, ansonsten **-780**

Eine Handy-Verbindung auf See ist unsicher – verlieren Sie im Notfall keine Zeit und nutzen Sie frühzeitig eine Verbindung über UKW. Mit einem Satellitentelefon sind weltweite Telefongespräche auch weit entfernt von Land möglich, etwa auf dem Atlantik. Besorgen Sie sich vor Reiseantritt die internationalen Rufnummern der MRCC und der Landesrettungsleitstellen.

Notruf per UKW

Ist ein digitales UKW-Gerät an Bord, wird zunächst eine automatische Alarmierung über Kanal 70 abgesetzt (digitaler Notalarm, „Digital Selectiv Calling", DSC). Anschließend wird per Sprechfunk (UKW, Kanal 16) eine Meldung an das MRCC der jeweiligen Region abgesetzt. Machen Sie sich mit dem Ablauf vor Fahrtbeginn vertraut!

NOTRUF ABSETZEN ÜBER SPRECHFUNK (UKW):

3 × Mayday
This is ... („Hier spricht ...")
3 × der Schiffsname
1 × Rufzeichen
1 × die MMSI-Nummer*
1 × Mayday
1 × Schiffsname
1 × Rufzeichen
1 × MMSI-Nummer

Position und Uhrzeit (UTC)**
Meldung: Informationen über
- **Art des Notfalls**
- **Benötigte Hilfe (z. B. „benötigen dringend ärztliche Hilfe!")**
- **Sonstige Infos**

Over

Eine Bestätigung erfolgt meist innerhalb von 15 Sekunden durch das MRCC oder durch ein anderes Schiff.

* MMSI: persönliche Identifizierungsnummer, wird mit der Frequenzzuteilung zugeteilt.
** UTC: Koordinierte Weltzeit (engl. „Universal Time Coordinated"; UTC+1=MEZ).

Lebensbedrohliche Situationen

In lebensbedrohlichen Situationen sind die Vitalparameter gestört oder nicht vorhanden. Lebensbedrohliche Situationen erfordern sofortiges Handeln und schnellstmögliche Hilfe.

VITALPARAMETER ↘ **Bewusstsein** ↘ **Atmung** ↘ **Kreislauf**

Ursachen für lebensbedrohliche Situationen

1. Bewusstlosigkeit
2. Starke Blutung
3. Schwere Luftnot
4. Bewusstseinsstörung mit Selbstgefährdung

WICHTIG

Bei jeder Hilfeleistung ...

- **Eigengefährdung vermeiden**
- **Eigensicherung beachten**
- **ruhig handeln**
- **sofort um Hilfe rufen oder Notruf absetzen (lassen)**

Bewusstlosigkeit – erste Maßnahmen

1. **Erstens:** Eigengefährdung vermeiden und Patienten vor Gefahr schützen (z. B. Überbordgehen, Feuer, loses Gut): Rautek-Rettungsgriff anwenden (Abb. 1) oder mit Life Belt sichern.
2. **Zweitens:** Hilfe holen:
   - Im Hafen: Laut um Hilfe rufen, Notruf absetzen (in Europa 112)
   - Auf See: Notruf absetzen (Tafel 9)
3. **Drittens:** Bewusstsein überprüfen: laut ansprechen, schütteln, kneifen
4. **Viertens:** Atmung überprüfen durch sehen, hören, fühlen

WICHTIG

Der Kreislauf/ Puls wird im Notfall von Laien nicht überprüft.

Der Rautek-Rettungsgriff

- Dient dem Transport von Bewusstlosen bei unmittelbarer Lebensgefahr (Feuer, Über-Bord-Gehen)
- Bei Gefahr sofort anwenden, noch vor Prüfung der Vitalparameter!

So geht's

- Oberkörper des Patienten von hinten aufrichten.
- Unter beiden Achselhöhlen des Patienten hindurch einen seiner Unterarme greifen.
- Patienten aufrichten und aus dem Gefahrenbereich herausziehen.

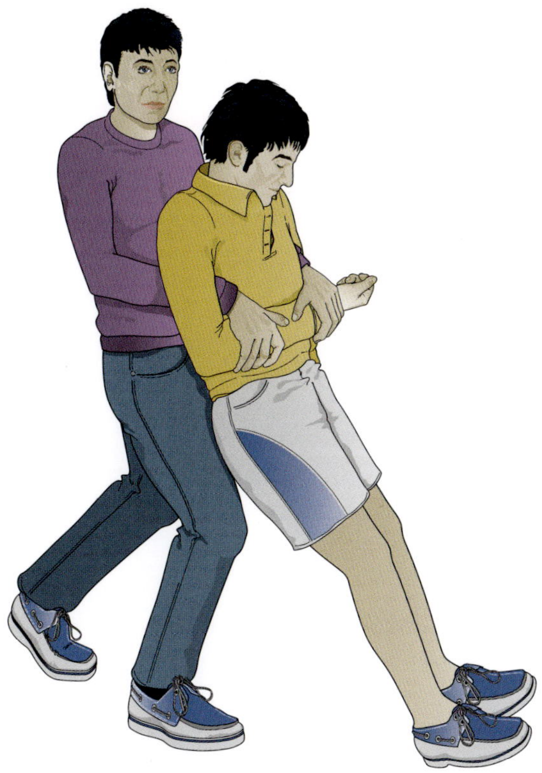

Abb. 1: Der Rautek-Rettungsgriff.

Lebensbedrohliche Situationen – Bewusstlosigkeit mit erhaltener Atmung

Ursachen

- Unfall mit Kopfbeteiligung (Tafel 59)
- Schock (Tafel 42)
- Erkrankungen und Vergiftungen (Tafel 35 f.)
- Unterkühlung (Tafel 50)
- Sonneneinwirkung (Tafel 51)

Wie erkennen?

Siehe oben (Tafel 10). „Bewusstlosigkeit – erste Maßnahmen“

- im vierten Schritt kann eine Atmung festgestellt werden

Was kann passieren?

- Tod durch unbemerkten Atem- und Herzkreislaufstillstand

Was tun?

Vitalparameter prüfen: Bewusstsein, Atmung, Kreislauf (Tafel 13)

- **Stabile Seitenlage**
- **Wendltubus**
- häufige Überprüfung von **Bewusstsein und Atmung**, es droht die Gefahr des Versterbens bei unbemerktem Atemstillstand
- auf **Wiederbelebung** (Tafel 13 bis 15) vorbereiten)

Ein Wendltubus ...

- soll die Atemwege im Rachen offen halten
- vermindert bei Bewusstseinsgestörten das Erstickungsrisiko
- kann vor und während der stabilen Seitenlage eingeführt werden
- kann eine Beatmung erleichtern
- bedeutet während der stabilen Seitenlage einen zusätzlichen Erstickungsschutz
- ist für alle Körpergrößen erhältlich; zum Beispiel: ø 8 mm für große und 7 mm für kleinere Erwachsene

So geht's – Wendltubus einsetzen

- Tubus anfeuchten
- Mit leicht drehenden Bewegungen und ohne größere Kraftanwendung in Richtung Ohrläppchen bis zum am Ende liegenden Ring in das größere Nasenloch der bewusstlosen Person einführen (Abb. 2).

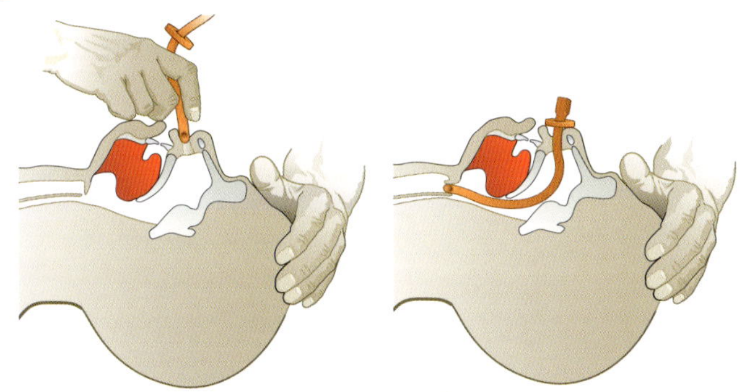

Abb. 2: Wendltubus einsetzen.

Wendltuben können zu Verletzungen im Mund- und Rachenraum führen, daher keine Gewalt anwenden! Überprüfen Sie regelmäßig, ob die bewusstlose Person noch atmet. Ansonsten muss eine Atemspende erfolgen.

Die Stabile Seitenlage

- Vermindert das Erstickungsrisiko
- Darf nur angewendet werden, wenn der Patient atmet – ansonsten muss beatmet werden
- Die Atmung muss regelmäßig kontrolliert werden

So geht's

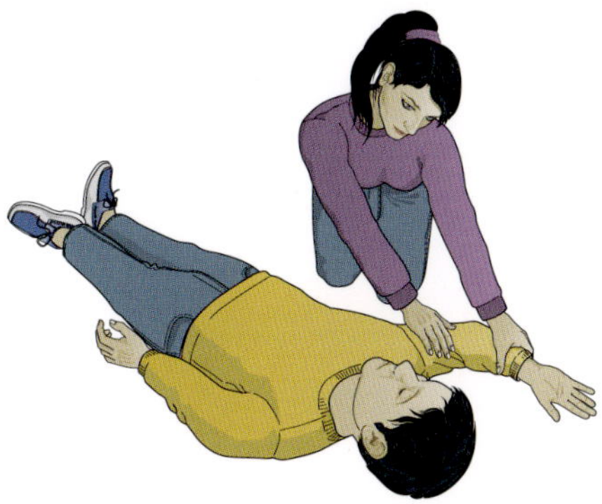

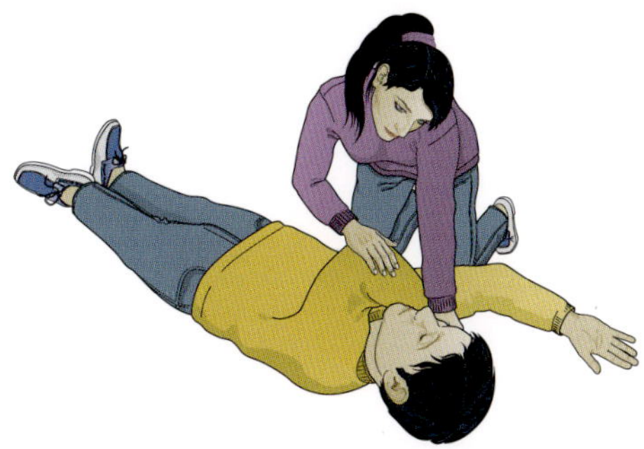

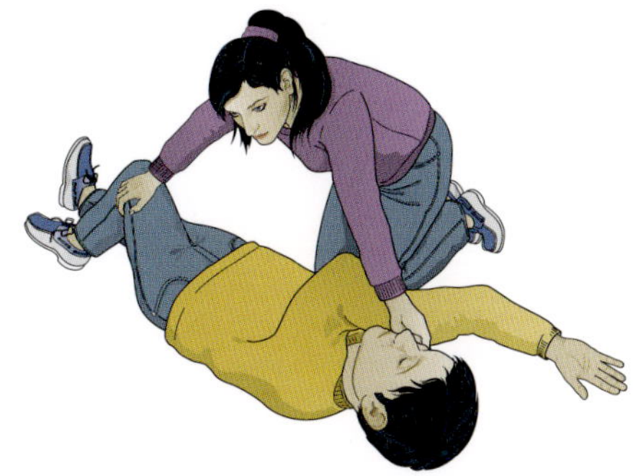

1 Einen Arm anwinkeln.

2 Den Ellenbogen des anderen Arms auf die Brust ziehen; die Hand an die Wange der gegenüberliegenden Seite legen.

3 Den Oberkörper in Richtung des angewinkelten Armes (siehe 1) drehen; das obere Bein zur Stabilisierung wie abgebildet positionieren.

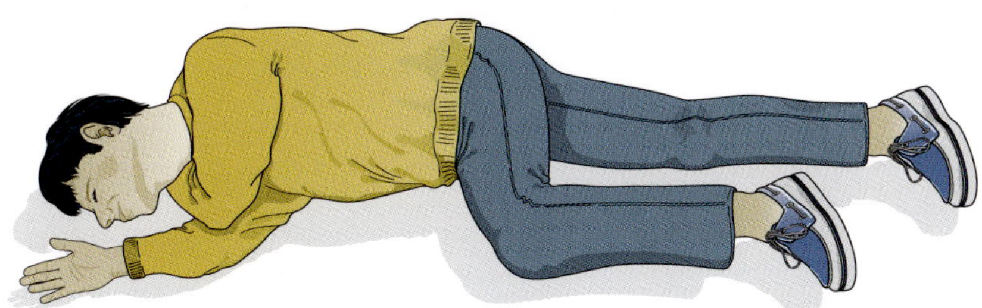

Abb. 3: Die Stabile Seitenlage.

Lebensbedrohliche Situationen – Bewusstlosigkeit ohne Atmung

Jede Sekunde zählt!

Wiederbelebung

Ursache
- Herz-Kreislaufstillstand, zum Beispiel aufgrund einer Herzrhythmusstörung

Wie erkennen?
Siehe oben (Tafel 10), „Bewusstlosigkeit – erste Maßnahmen"
- im vierten Schritt kann eine Atmung festgestellt werden

Was kann passieren?
- Hirnschäden oder Tod bei verzögert oder gar nicht durchgeführter Wiederbelebung

Was tun?
- **Atemwege öffnen** (Tafel 14, Bild 1) mit einer Hand auf der Stirn und den Fingerspitzen der anderen Hand an der Unterkieferspitze den Kopf sanft nackenwärts ziehen
- **Herzdruckmassage** (Tafel 14, Bild 2): Herzstillstand führt zum Stillstand des Blutflusses. Innerhalb kurzer Zeit kann es zu Organschäden kommen, insbesondere am Gehirn.
- **Beatmen:** Durch die Beatmung wird das Blut in der Lunge mit Sauerstoff angereichert.

Wichtig ist die Erfolgskontrolle: Beim Beatmen muss sich der Brustkorb sichtbar heben. Dazu am besten Kleidung entfernen (Schere, zerreißen).

Sonstige Maßnahmen
- Defibrillator anwenden (Tafel 15)
- Atemwege offen halten mit Wendltubus (Tafel 11)

Ende der Wiederbelebung
Die Wiederbelebung wird beendet, wenn ...
- Bewusstsein und Atmung wieder vorhanden sind
- professionelle Hilfe eintrifft
- sichere Todeszeichen auftreten: Leichenstarre, Totenflecke
- die Helfer erschöpft sind

Wiederbelebung in besonderen Situationen

nach Ertrinkungsunfall
- **im Wasser:** nur Atemspende

- **nach der Bergung aus dem Wasser:** zunächst 5 x beatmen

- **Beatmen:** Durch die Beatmung wird das Blut in der Lunge mit Sauerstoff angereichert.

bei Kindern
(als Kinder gelten alle Personen, die noch nicht erwachsen aussehen)
- zunächst 5 x beatmen

- **dann Herzdruckmassage – für Kinder aller Altersgruppen gilt:** Herzdruckmassage und Beatmung werden im **Verhältnis 15:2** durchgeführt

- das „normale" Verhältnis von **30:2** gilt für alle Patienten mit erwachsenem Aussehen

So geht's

1

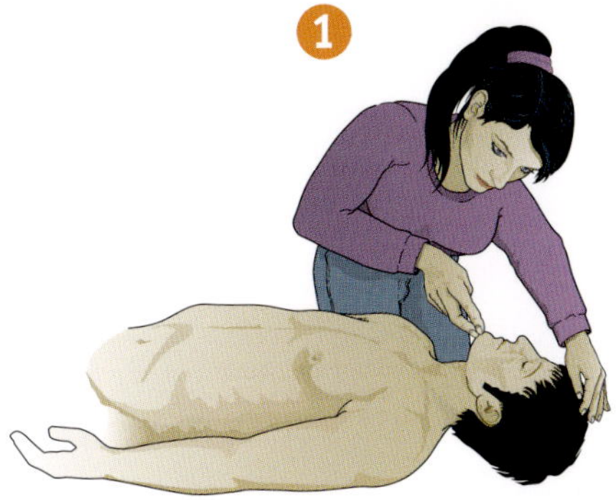

1 Keine Atmung feststellbar? Atemwege öffnen!

- eine Hand auf die Stirn
- Kinn am Unterkiefer anheben
- Halswirbelsäule etwas überstrecken
- Sichtbare Fremdkörper entfernen (z. B. Nahrung, Zahnprothese)
- **Achtung I:** Schnappatmung nicht mit normaler Atmung verwechseln
- **Achtung II:** die Überprüfung der Atmung und das Öffnen der Atemwege ist sehr schwierig

Gesamtdauer: maximal 10 Sekunden!

2

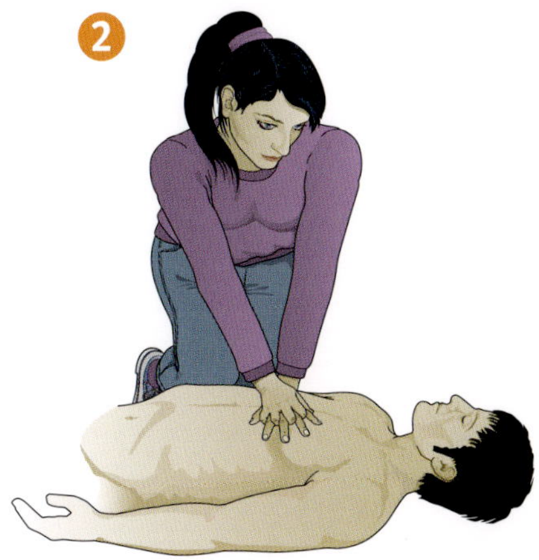

3

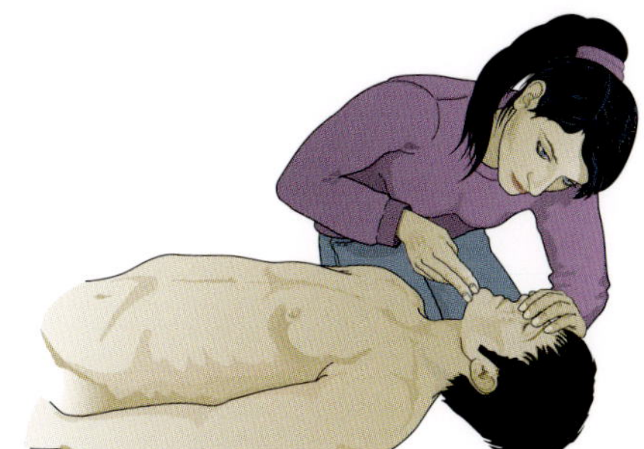

2 Weiter keine Atmung oder unsicher? **Herzdruckmassage (30 ×)**

- Der Druckpunkt befindet sich ungefähr in der Mitte des Brustbeins.
- Mit dem aufgelegten Handballen **30 × bei einer Frequenz von mindestens 100/Minute und einer Drucktiefe von mindestens 5 cm** drücken.
- Die Herzdruckmassage ist anstrengend, rechtzeitig Positionen wechseln (wenn mehrere Helfer vorhanden sind).
- Pausen so kurz wie möglich halten.

3 Beatmen (2 ×)

- Kopf wie bei 1 lagern.
- **2 × beatmen in maximal 5 Sekunden** (Mund-zu-Mund oder Mund-zu-Nase).
- Atemwege offen halten mit Wendeltubus (siehe Abb. 2).

4 Weiter mit 2 und 3 im Wechsel:
30 × Herzdruckmassage und 2 × Beatmen.

Abb. 4: Wiederbelebung.

Lebensbedrohliche Situationen – Anwendung eines Defibrillators/ AED

Wiederbeleben mit Defibrillator/AED

Durch Herzrhythmusstörungen kann es zu einem Herz-Kreislaufstillstand kommen. Eine mögliche Herzrhythmusstörung ist das Kammerflimmern mit dem Fibrillieren, einer unkoordinierten Aktivität des Herzmuskels. Dieses Fibrillieren kann ausschließlich durch das Defibrillieren beendet werden, dabei soll die elektrische Aktivität des Herzens durch einen Stromstoß von einem Defibrillator/ AED wieder normalisiert werden.

Risikofaktoren für Kammerflimmern sind Verengungen der Herzkranzgefäße und bekannte Herzrhythmusstörungen, aber auch die Zugehörigkeit zu bestimmten Altersgruppen, Übergewicht und Rauchen. Fragen Sie Ihren Hausarzt, ob Sie zu einer Risikogruppe gehören.

Anwendung an Bord

Die Anwendung eines Defibrillators an Bord ist sicher; moderne Geräte stellen selbstständig fest, ob eine Defibrillation notwendig ist. Die Anwendung auch durch Laien wird empfohlen. Allerdings sind nicht alle Geräte für den Einsatz an Bord gleichermaßen geeignet.

WICHTIG

Die Defibrillation ist eine **Ergänzung**, aber kein Ersatz für die sonstigen Maßnahmen der Wiederbelebung, beispielsweise Herzdruckmassage oder Beatmung.

1 So geht's – Defibrillator anwenden

- Oberkörper freimachen: Kleidung zerschneiden oder zerreißen (auch teure!).
- Falls nötig: Haut abtrocknen und Haare entfernen (Rasierer).
- Defibrillator einschalten und den Anweisungen des Gerätes folgen.
- Wird vom Defibrillator ein Schock empfohlen: Patienten nicht berühren!
- Nach dem Schock ohne Verzögerung mit der Wiederbelebung fortfahren.
- Wird kein Schock empfohlen oder bei Funktionsverlust des automatischen Defibrillators: Ohne weitere Verzögerung mit der Wiederbelebung beginnen.
- Nach drei erfolglosen Schockgaben Umplatzierung der Elektroden: vom rechten Schlüsselbein auf den Rücken im Bereich des unteren linken Schulterblatts.

1

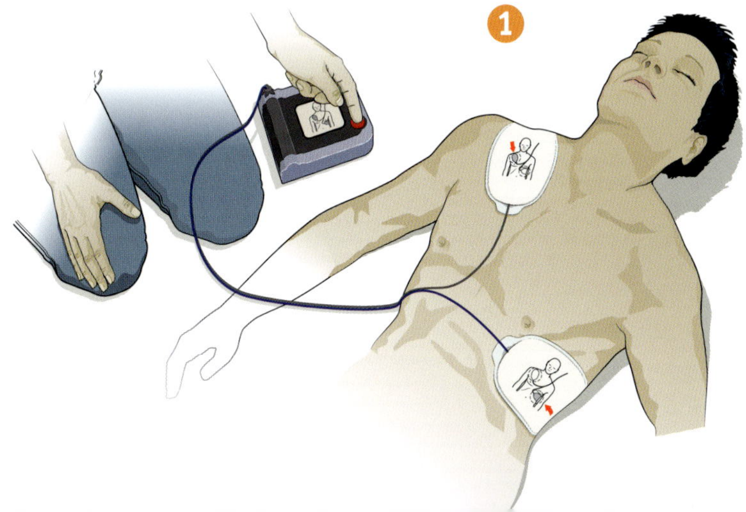

Lebensbedrohliche Situationen – Starke Blutung

Ursachen

- Große Verletzung
- Verletzung bei vorheriger Einnahme von gerinnungshemmenden Medikamenten (z. B. Aspirin®, Marcumar®, Plavix®, Xarelto®

Wie erkennen?

- Sichtbare Blutung nach außen
- Nicht sichtbare Blutung nach innen (z. B. Verletzung von Organen, Knochen oder Gefäßen): Indirekte Hinweise sind Zeichen für Schock (schneller Puls, niedriger Blutdruck, Blässe, Bewusstseinsstörung, Kaltschweißigkeit, Tafel 42), eventuell auch sichtbare Schwellung bei Einblutung (z. B. am Oberschenkel nach Knochenbruch; im Bauchraum selten sichtbar)

Was kann passieren?

- Schock (Tafel 42), Verbluten

Was tun?

Blutung nach außen: provisorisch stoppen, und zwar vor allen anderen Maßnahmen (z. B. Wiederbelebung)!

- Dann dauerhaften Druck auf die Wunde ausüben (Kompresse, Handtuch, Hand) und für 10 bis 15 min aufrechterhalten
- Blutung im Bereich einer Extremität: Hochlagern
- Druckverband anlegen (Abb. 5)
- Durchblutung kontrollieren, Blaufärbung? Kribbeln? Pulsoximeter anschließen!
- Pulsoximeter anschließen
- Funkärztliche Beratung

⚠ Bei durch Druck nicht stillbarer Blutung muss abgebunden werden, möglichst breitbasig mit Gürtel oder Blutdruckmanschette.

⚠ Bei inneren Blutungen ist die Gabe eines gerinnungsfördernden Medikaments die einzige für Laien verfügbare Option – Tafel 70, No. 10.6

So geht's – Druckverband anlegen

- Wundauflage oder Kompresse auf die verletzte Stelle auflegen
- Mullbinde um das verletzte Körperteil binden
- Nichtsaugendes Teil (z. B. eingepackte Mullbindenrolle, Taschentuchpäckchen) auf das Tuch legen und das Tuch direkt über der Wunde fest verknoten

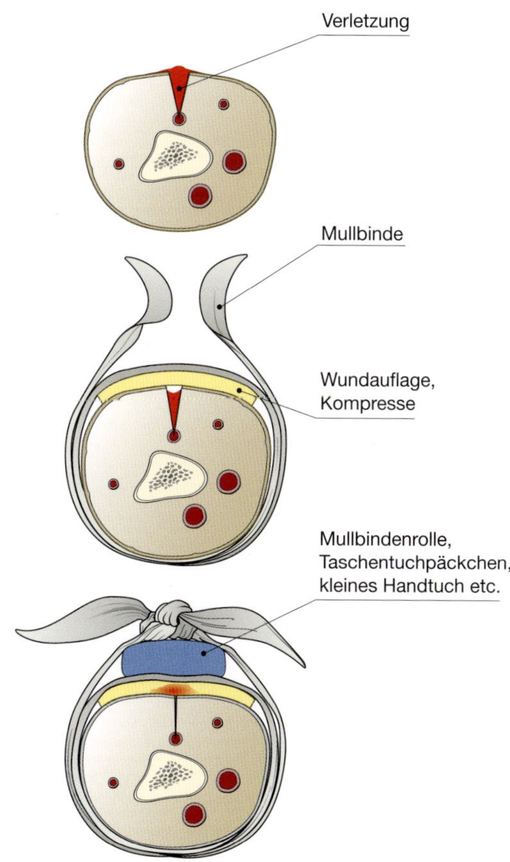

Abb. 5: Druckverband.

Lebensbedrohliche Situationen – Schwere Luftnot

Ursachen

- Verschlucken eines Fremdkörpers (z. B. Nahrung, Spielzeug bei Kindern)
- Schwellung der Luftröhre nach Insektenstich oder allergischer Reaktion
- Luftbrust (Pneu) nach Unfall mit Verletzung des Brustkorbes oder nach Tauchgängen
- Weitere Ursachen: Tafel 37, Leitsymptom Luftnot und Brustschmerz

Wie erkennen?

- **Schwere Luftnot:** Schnelle und flache Atmung, schneller Puls, zunehmende Bewusstseinsstörung, graue oder bläuliche Hautverfärbung, Panik
- **Fremdkörper:** Entwicklung innerhalb von Sekunden, Fremdkörper eventuell sichtbar, starkes Husten und Würgen, fehlendes Atemgeräusch
- **Schwellung:** Entwicklung innerhalb von Minuten, Stich wird eventuell bemerkt, sichtbare Schwellung im Mundraum, bekannte Allergie
- **Luftbrust (Pneu):** Entwicklung schnell oder über einen längeren Zeitraum, nach Verletzung am Brustkorb oder Tauchgängen, kontinuierliche Verschlechterung des Allgemeinzustands, hohler Klopfschall auf der betroffenen Seite (Untersuchung Tafel 27, Behandlung Tafel 19)

Was kann passieren?

- Panik
- Bewusstseinsstörungen bis zur Bewusstlosigkeit

Was tun?

Bei allen Ursachen der Luftnot:

- Beruhigen
- Beengende Kleidung entfernen
- Sorgfältig beobachten
- Puls und Blutdruck kontrollieren
- Untersuchungsergebnisse notieren (Verlaufsprotokoll)
- Luftnotlagerung (Tafel 40)

Bei Luftnot durch Fremdkörper:

- Zum Husten auffordern
- Zwischen die Schulterblätter schlagen
- Heimlich-Handgriff (Abb. 6)

Bei Luftnot durch Schwellung (Insektenstich, Allergie):

- Eis lutschen
- Kühle Getränke gurgeln
- Nasse Halstücher umlegen

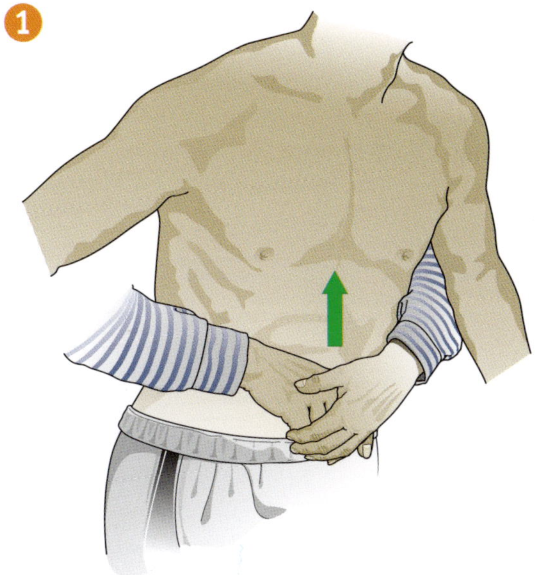

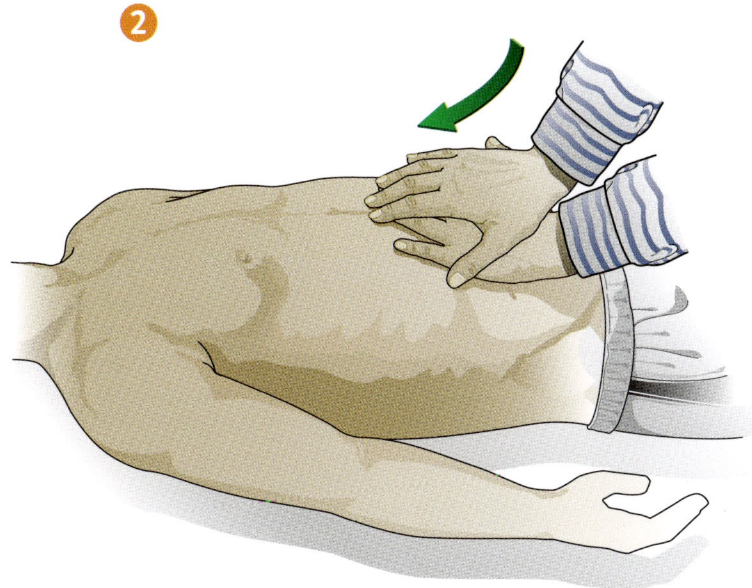

1 Im Stehen:

- Mit beiden Armen von hinten um den Körper des Patienten greifen.
- Hände fassen und mit einer kräftigen, nach innen und oben gerichteten Bewegung den Fremdkörper herauspressen.

2 Im Liegen:

- Beide Handflächen auf die Bauchnabelregion legen und kräftig in Richtung Brust drücken.

Der Heimlich-Handgriff bewirkt eine kräftige Druckerhöhung im oberen Bauch in Richtung Kopf; damit sollen Fremdkörper nach außen befördert werden. Es besteht dabei Verletzungsgefahr der inneren Organe.

Abb. 6: Der Heimlich-Handgriff.

Bei Luftnot durch Luftbrust:

Bei der Luftbrust dringt nach einer Verletzung des Brustkorbs oder bei vorbestehender Erkrankung der Lunge Luft von innen oder außen in den Brustkorb ein und führt zum Kollabieren des Lungenflügels auf der betroffenen Seite. Wichtige Untersuchung: Brustkorb abklopfen (Tafel 27).

Unkomplizierte Form: Schmerzhaft, meistens keine Komplikationen, keine ausgeprägte Verschlechterung des Allgemeinzustands.

- Schmerzmittel geben
- Körperlich schonen

Komplizierte Form (Ventil- oder Spannungspneu): Zunehmende Luftmengen im Brustkorb führen zu einer fortschreitenden Verdrängung von Lunge, Herz und großen Blutgefäßen (Abb. 7 ①). Ausgeprägte Verschlechterung des Allgemeinzustands; unbehandelt tödlich!

- Bei sichtbarer Verletzung des Brustkorbes: Plastikfolienverband anlegen (Abb. 7 ②), ansonsten gibt es keine Handlungsmöglichkeiten für medizinische Laien.

Bei Luftnot mit Bewusstlosigkeit:

- Tafel 11 (lebensbedrohliche Situationen)

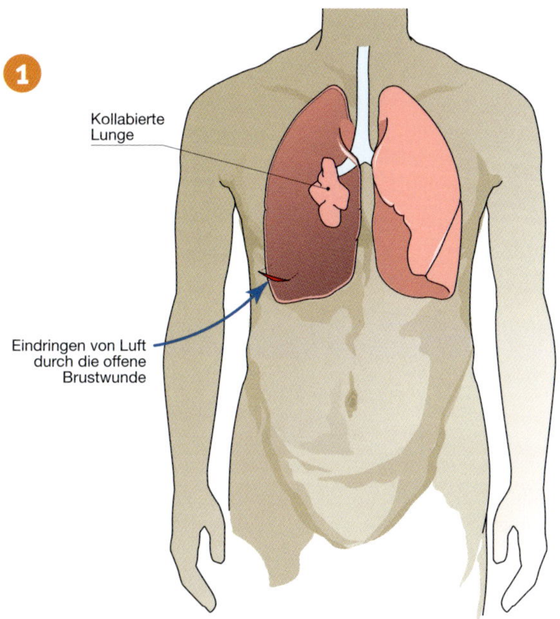

① Komplizierte Luftbrust – Mechanismus

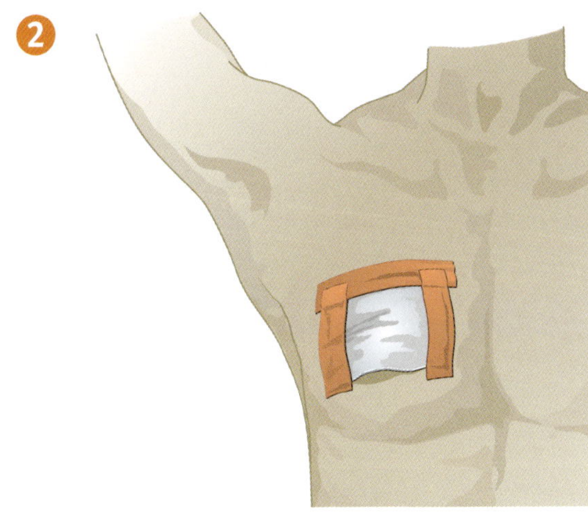

② Plastikfolienverband: Vorhandene (nicht luftdichte) Wundauflagen werden entfernt oder überklebt mit einer an drei Seiten fixierten Plastikfolie. Effekt: Luft kann beim Ausatmen (Überdruck im Brustkorb) nach außen entweichen, beim Einatmen (Unterdruck im Brustkorb) wird die Folie angesaugt und verhindert das Eindringen von Luft.

Abb. 7: Luftbrust.

Lebensbedrohliche Situationen – Selbstgefährdung aufgrund einer Bewusstseinsstörung

Ursachen

- Durchblutungsstörung im Gehirn (z. B. Schlaganfall, Blutung)
- Psychiatrische Erkrankung (z. B. Psychose und Suizidalität)
- Konsum oder Entzugserscheinungen von Alkohol oder anderen Drogen
- Krampfanfall/Epilepsie
- Unterzuckerung

Wie erkennen?

- Gestörtes Bewusstsein: reduzierte oder gesteigerte Aktivität
- Ungestörtes Bewusstsein, aber Verhaltensauffälligkeiten
- Beides kann zu einer Gefährdung der eigenen Person und der Umgebung führen.

Was kann passieren?

- Selbstüberschätzung, Fehlinterpretationen, Orientierungsstörung
- Fehlende Reflexe, Kraftlosigkeit, Koordinationsschwierigkeiten
- Aggressionen (gegenüber sich selbst oder anderen Personen)

Was tun?

- Person ggf. aus einem Gefahrenbereich entfernen: Tafel 10 (Rautek-Rettungsgriff)
- Durch Immobilisation an gefährlichen Handlungen hindern
- Beruhigen
- Ständig beobachten
- Nicht provozieren lassen
- Im Krampfanfall: Verletzungen vermeiden, Gegenstände aus dem Weg räumen, Patient mit Kissen schützen.

Achtung: Keine Beißkeile verwenden – Verletzungsgefahr!

- Bei Störungen der Vitalparameter: Tafel 10
- Bei Unterkühlung: Tafel 50
- Medikamente: ab Tafel 67

Die Untersuchung

Die Untersuchung ist Voraussetzung für eine Behandlung. Ziel der Untersuchung ist das Sammeln von Informationen. In einer anschließenden medizinischen Beratung kann vielleicht eine Diagnose gefunden und die Behandlung festgelegt werden.

So geht's

1. Tipp: vor der Reise Formulare downloaden (Tafel 7)
2. Bei Bedarf medizinische Beratung anfordern
3. Diagnose stellen (lassen)
4. Behandeln
5. Ggf. Untersuchungen wiederholen („Verlaufsprotokoll")

Ein Patient kann mit und ohne Hilfsmittel untersucht werden. Die Ergebnisse werden mit Normwerten verglichen (siehe Tabelle). Abweichungen sind möglich, ohne dass dies bereits auf eine Erkrankung hinweisen muss: Sportler haben beispielsweise einen langsameren Puls als Untrainierte, Patienten mit Bluthochdruck fühlen sich mit „normalen" Werten eventuell gar nicht wohl. Daher ist immer die Krankengeschichte wichtig (Formular „Medizinische Information").

Normwerte

Normwerte für Atmung, Puls und Blutdruck bei Erwachsenen und Kindern

Alter	1 Jahr*	5 Jahre*	12 Jahre*	Erwachsene
Atemfrequenz (pro Minute)	35	25	20	12–15
Puls (pro Minute)	110	80	70	60–80
Oberer Blutdruck (mm Hg)	100	100	110	110 + (Alter/3)

* Angaben für wache Kinder

Gut zu wissen

- Individuelle Abweichungen sind häufig! Sportler können zum Beispiel einen Puls <60/min haben
- Bei der Bestimmung der Anzahl der Atemzüge wird jedes Einatmen gezählt.
- Blutdruckmanschetten der Größe des Patienten anpassen (Kindermanschetten!), sonst kommt es zu falschen Ergebnissen.
- Fieber: Der Puls steigt mit jedem Grad Temperaturerhöhung um etwa 20 pro Minute.

WICHTIG

- **Untersuchen erfordert Training, daher: Üben Sie vor der Reise an Gesunden!**
- **Jeder Mitreisende sollte Informationen zu seinen eigenen Erkrankungen sammeln und dem Schiffsführer übergeben (Formular „Medizinische Information").**
- **Führen Sie einige der Untersuchungen (z. B. Klopfen, Zeichen einer verminderten Herzkraft, stehende Hautfalten) zum Vergleich gleichzeitig an sich selbst oder anderen gesunden Mitreisenden durch.**
- **Die Befragung und Untersuchung kann für den Patienten belastend sein. Sorgen Sie daher für eine ruhige und ungestörte Umgebung und schicken Sie eventuell störende Zuhörer weg.**
- **Machen Sie sich genaue Notizen mit Uhrzeit (Formular „Untersuchung").**

Untersuchungsmethoden

1. Fragen
2. Hinschauen und Hinhören
3. Untersuchen ohne Hilfsmittel
4. Untersuchen mit Hilfsmitteln

1 Fragen

- Was für Beschwerden haben Sie? Wo? Seit wann?
- Welches Symptom stört Sie am meisten?
- Haben Sie Schmerzen? W-Fragen:
  - Wann? (Immer, bei Bewegung, vor/nach dem Essen?)
  - Wo? (Mit einem Finger zeigen lassen)
  - Wie? (Dumpf-bohrend, hell-messerstichartig, wellenförmig?)
- Haben Sie Vorerkrankungen?
- Hatten Sie die jetzigen Symptome schon einmal? Was wurde dagegen unternommen?
- Nehmen Sie Medikamente (dauerhaft, im akuten Fall)?
- Haben Sie Allergien?
- Stuhlgang? Wasserlassen? (Zeitpunkt, Auffälligkeiten in Geruch und Farbe)

2 Hinschauen und Hinhören

WICHTIG

Stellen Sie einfache Fragen, bei Bedarf gezielt *(„Wo tut es weh?", „Seit wann?", „Hatten Sie die Beschwerden schon einmal?")* oder ergebnisoffen *(„Und was passierte dann?", „Was war auffallend?")*. Stellen Sie keine Suggestivfragen *(„Könnte das vom Essen kommen?")*.

Wichtig: Konzentrieren Sie sich nicht nur auf das scheinbar Wichtige; verschaffen Sie sich vielmehr einen Gesamtüberblick, um nichts zu übersehen.

- Wie ist der **Allgemeinzustand:** Normal? Etwas krank? Krank? Sehr krank?
- Wie ist die **Körperhaltung:** Gerade? Gekrümmt? Durch Schmerzen eingeschränkt?
- Wie ist die **Haut:** Blass oder bläulich? Trocken oder schweißnass? Seitenunterschiede in Farbe und Temperatur?
- **Entzündungszeichen:** Rötung? Schwellung? Erwärmung? Schmerzen bei Druck/Berührung? Funktionseinschränkung? Geruch? Sichtbarer Eiter?

3 Untersuchen ohne Hilfsmittel

Viele Untersuchungen können ohne jedes Hilfsmittel erfolgen. Manche sind einfach (Flüssigkeitsmangel, Kraft und Sensibilität prüfen, Nagelprobe); andere erfordern Übung (Puls tasten, Thrombosezeichen prüfen, Klopfen am Oberkörper).

Hinweise auf Flüssigkeitsmangel

Ein Flüssigkeitsmangel ist häufig bei Bewusstseinsstörungen oder Erkrankungen mit Durchfall und Erbrechen.

So geht's:

- Eine Hautfalte wird angehoben und wieder losgelassen: Was passiert?
- Zunge: Trocken? Vergleich mit Gesunden
- Urin: Reduzierte Menge? Dunkle Farbe?
- Puls: Beschleunigt?

Mögliche Ergebnisse:

„Stehende Hautfalte" nach dem Loslassen (Abb. 8), eine trockene Zunge, kleine Mengen konzentriert gefärbten Urins und ein schneller Puls sind Hinweise auf einen Flüssigkeitsmangel.

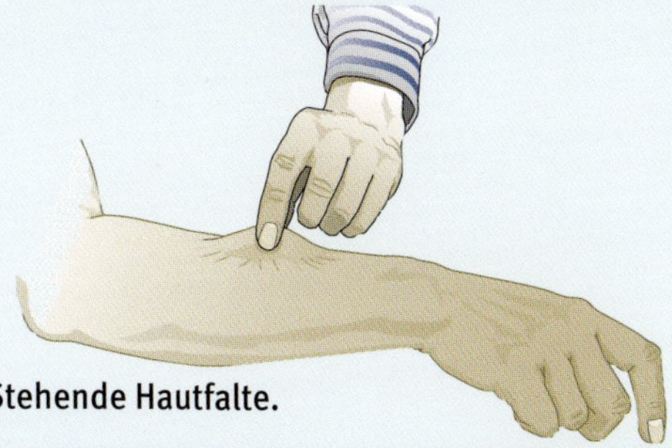

Abb. 8: Stehende Hautfalte.

Weitere Untersuchungen ohne Hilfsmittel

- **Sensibilität, Kraft und Beweglichkeit prüfen** Tafel 24
- **Puls tasten** Tafel 26
- **Herzkraft überprüfen mit Nagelprobe** Tafel 26
- **Tasten, Fühlen, Abklopfen** Brust Tafel 27, Bauch Tafel 31
- **Thrombosezeichen prüfen** Tafel 28
- **Body-Check durchführen** Tafel 33
- **Pupillenveränderungen erkennen** Tafel 25

❹ Untersuchen mit Hilfsmitteln

Hilfsmittel sind einfach (Fieberthermometer, Holzspatel) oder schwierig anzuwenden (Blutdruckmanschette, Stethoskop, Schnelltests). Eine Mitnahme macht nur Sinn, wenn die Handhabung vor der Reise intensiv geübt wurde!

Fieber messen

Die Körpertemperatur gehört zu den Basisinformationen.

So geht's:

- Genaueste Messungen im Enddarm und am Trommelfell.

Es sollte mindestens ein batterieunabhängiges, quecksilberfreies Fieberthermometer und eine automatische oder manuelle Blutdruckmanschette an Bord sein.

Mögliche Ergebnisse:

- 35,5–37,0 °C: Normalbefund (niedrigste Werte am frühen Morgen)
- 35 °C und weniger: Unterkühlung
- Ab 37,5 °C: Erhöhte Temperatur
- Ab 38 °C: Fieber

Weitere Untersuchungen mit Hilfsmitteln

- **Blutzuckerveränderungen messen** Tafel 25
- **Blutdruck messen** Tafel 29
- **Mit Stethoskop abhören Brust** Tafel 29, **Bauch** Tafel 32
- **Urinteststreifen anwenden** Tafel 32
- **Pulsoximeter** Tafel 30

Bewusstsein und Nervensystem untersuchen: Fragen

Informationen zu Störungen der Orientierung, der Empfindung (Sensibilität) und Kraft und deren Lokalisation sind wichtig für alle Formen von Bewusstseinsstörungen.

So geht's – Fragen nach ...

- Name
- Geburtsdatum
- Aufenthaltsort
- dem aktuellen Datum

Mögliche Ergebnisse:

- Patient beantwortet die Fragen richtig: Normalbefund
- Patient beantwortet die Fragen falsch, ausweichend oder gar nicht: Hinweis auf eine Bewusstseinsstörung

Bewusstsein und Nervensystem untersuchen: Hinschauen und Hinhören, Seitenzeichen

- Überprüfen der Wachheit (Vigilanz): laut ansprechen – schütteln – Schmerzreiz (Kneifen) – - normale, verlangsamte oder gar keine Reaktion?
- Neue Sehstörung? Doppelbilder, unscharfes Sehen, Blindheit
- Pupillenveränderungen: siehe Tafel 25
- Gesicht: im Seitenvergleich unterschiedlich aussehend (hängender Mundwinkel, Augenlider)? Patient lächeln und die Stirn kräuseln lassen
- Sprache: verwaschen oder lallend, gar keine, inhaltlich sinnlos?
- Arme und Beine bewegen: auf einer Seite nicht möglich?
- Kraft: Seitenunterschiede an Armen und Beinen (Tafel 24)

Bewusstsein und Nervensystem untersuchen: ohne Hilfsmittel

Empfindlichkeit (Sensibilität)

So geht's:

- Patient schließt die Augen
- Untersucher streichelt den Unterarm und den Unterschenkel jeweils innen und außen auf beiden Körperseiten und fragt: „Fühlt sich das auf beiden Seiten gleich an?" (jeweils Arm mit Arm und Bein mit Bein vergleichen)

Mögliche Ergebnisse:

- Patient spürt die Berührung auf beiden Seiten gleich: Normalbefund
- Patient empfindet Berührung im Seitenvergleich unterschiedlich: Sensibilität ist gestört, zum Beispiel bei neurologischer Erkrankung oder nach einem Bandscheibenvorfall oder bei Nervenschäden durch eine Verletzung

Nackensteife

So geht's:

Der Kopf wird in Richtung Brustbein nach vorn bewegt.

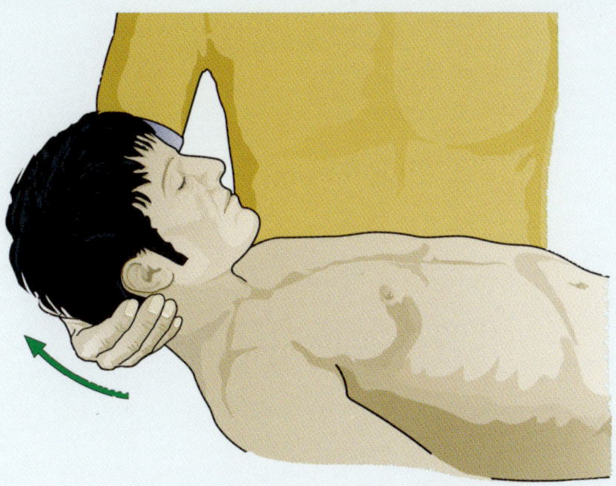

Abb. 9: Meningismus.

Mögliche Ergebnisse:

- Der Kopf kann ohne Schmerzen Richtung Brust bewegt werden: Normalbefund
- Der Kopf kann wegen Schmerzen nicht oder nur eingeschränkt Richtung Brust bewegt werden: häufig bei Verspannung der Nackenmuskulatur, Nackensteife (Meningismus, Abb. 9) bei Hirnhautentzündung (Meningitis).

Kraft und Beweglichkeit

So geht's:

Arme und Beine nacheinander gegen Widerstand (Festhalten an Hand- und Sprunggelenk) anheben und Kraft Arm/Arm sowie Bein/Bein vergleichen.

Mögliche Ergebnisse:

- Kraft seitengleich: Normalbefund
- Kraft auf einer Seite vermindert: bei neurologischer Erkrankung (z.B. Schlaganfall oder Hirnblutung) oder einem Bandscheibenvorfall

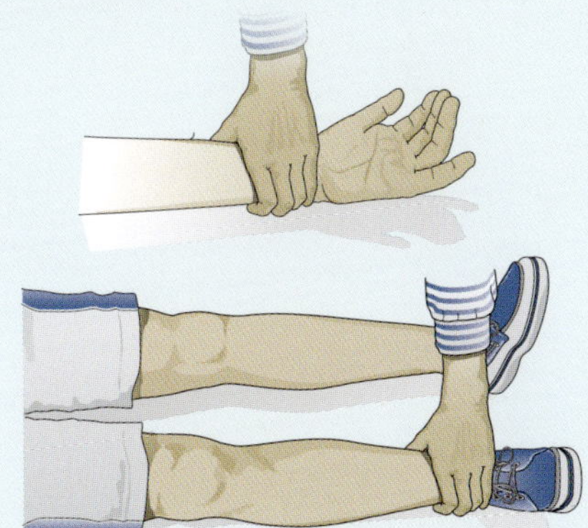

Abb. 10: Kraftprüfung.

Bewusstsein und Nervensystem untersuchen: mit Hilfsmitteln

Pupillenveränderungen

So geht's:

Augen schließen lassen oder zuhalten, Augen öffnen und Lichtreaktion beobachten (Hilfsmittel: eventuell Pupillenleuchte)

Mögliche Ergebnisse:

Pupillen sind ...

- gleich groß und werden bei Lichteinfall kleiner: Normalbefund
- unterschiedlich groß oder verengen sich nicht oder verzögert auf Licht: Hinweis auf eine Hirnschädigung als Ursache der Bewusstseinsstörung (Tafel 34)

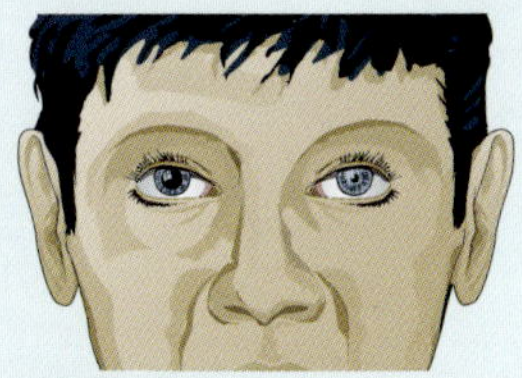

Abb. 11: Pupillendifferenz.

Hilfsmittel Pupillenleuchte

Sie dient zur Beurteilung der Pupillengröße oder des Rachens (Tafel 28). Jede andere Taschenlampe ist ebenso geeignet, sie darf aber nicht zu hell sein.

Blutzuckerveränderungen

Bei Bewusstseinsstörung soll durch eine Messung eine Unter- oder Überzuckerung als Ursache ausgeschlossen werden.

Blutzucker messen

So geht's:

- Einen Tropfen Blut abnehmen: Mit einer Kanüle an der Fingerspitze einstechen.
- Teststreifen an den Bluttropfen halten.
- An die Bedienungsanleitung des Gerätes halten.

Mögliche Ergebnisse:

- 75-100 mg/dl oder 4,2-8,3 mmol/L: Normalbefund
- unter 70 mg/dl oder 3,9 mmol/L: Unterzuckerung
- über 250 mg/dl oder 13,9 mmol/L: Überzuckerung

Wichtig:

Die Anwendung muss geübt werden! Diabetiker sollten Mitreisende in die Durchführung der Blutzuckermessung einweisen.

Atemwege, Atmung, Herz und Kreislauf untersuchen: Fragen

- **Atemwege:** Verstopfte Nase? Gefühl der Luftnot beim Atmen?
- **Brustschmerz:** Verstärkung durch Husten/tiefes Einatmen? Ausstrahlung in den linken Arm, in die Schulter, in den Rücken oder Hals? Panik? Todesangst? Gefühl der Brustenge? Übelkeit?
- **Thromboserisiko vorhanden?** (Eingeschränkte Mobilität bei Erkrankung mit Bettruhe? Verletzung mit Schwellung? Bekannter unregelmäßiger Herzrhythmus?)

Atemwege, Atmung, Herz und Kreislauf untersuchen: Hinhören und Hinschauen

- **Haut:** Schwitzen?
- **Gesicht und Lippen:** Rot oder blass-bläulich?
- **Atemwege:** Husten? Mit oder ohne Auswurf? Farbe Auswurf?
- **Atmung:** Regelmäßig? Vertieft? Erschwert? Keine Atmung hörbar (Tafel 27)?
- **Atemfrequenz:** Erniedrigt oder erhöht (gezählt wird jedes Einatmen)?
- **Brustkorb:** Sichtbare Verletzung? Bluterguss?

Atemwege, Atmung, Herz und Kreislauf untersuchen: ohne Hilfsmittel

Pulstasten

Informationen zum Puls gehören zu den Basisinformationen.

So geht's:

- Zeige- und Mittelfinger (nicht den Daumen!) leicht an die Daumenseite des Unterarms (Abb. 12a), die Leiste, den Hals oder neben die Achillessehne am Innenknöchel (Abb. 12b) drücken. Überprüft wird so auch die Durchblutung hinter einem Knochenbruch oder einer Schwellung.
- Pulsschläge pro Minute zählen.

Mögliche Ergebnisse:

- Puls regelmäßig, Frequenz 60–80/min: Normalbefund
- Puls unregelmäßig: Herzrhythmusstörungen
- Puls zu langsam (<60/min)
- Puls zu schnell (>100/min): Schock, nach körperlicher Anstrengung
- Kein Puls: Kreislaufstillstand, niedriger Blutdruck, Knochenbruch oder Schwellung nach Unfall, falsche Untersuchungstechnik

WICHTIG

Pulstasten erfordert Übung – im Notfall keine Zeit verschwenden! Puls-Normwerte siehe Tabelle auf Tafel 21.

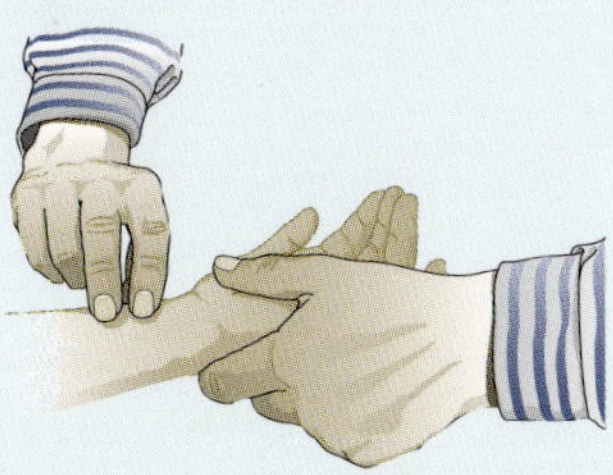

**Abb. 12a:
Pulstasten am Unterarm.**

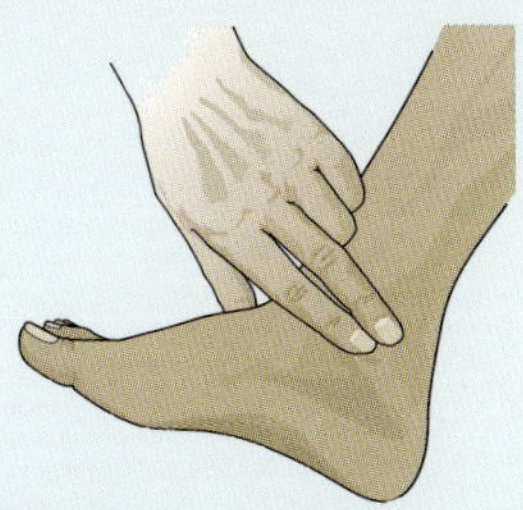

**Abb. 12b:
Pulstasten am Unterschenkel.**

Herzkraft überprüfen

Informationen zur Herzkraft gehören zu den medizinischen Basisinformationen. Hinweise auf verminderte Herzkraft:

- Nagelprobe ist verlängert
- Gefäße am Hals sind verdickt und sichtbarer als normal
- Fußknöchel sind auf beiden Seiten geschwollen
- Feucht-brodelnde Atemgeräusche hörbar, eventuell mit Husten und weißlich-schaumigem Auswurf
- Schockzeichen (Tafel 42)

So geht's – Nagelprobe zur Überprüfung von Herzkraft und Durchblutung

- Finger- oder Fußnagel des Patienten auf eine harte Unterlage legen (z. B. Tischplatte).
- Nagel kräftig auf die Unterlage drücken (Abb. 13), sodass das Gewebe unter dem Nagel weiß wird.
- Loslassen und Rotfärbung beobachten.

Mögliche Ergebnisse:

- Rotfärbung schnell (ca. 2 Sekunden) : Normalbefund
- Zeit bis zur Rotfärbung verlängert: verminderte Herzkraft, verminderte Durchblutung durch Knochenbruch oder Schwellung

Die Nagelprobe ist keine zuverlässige Methode bei Unterkühlung! Immer mit einem Gesunden vergleichen.

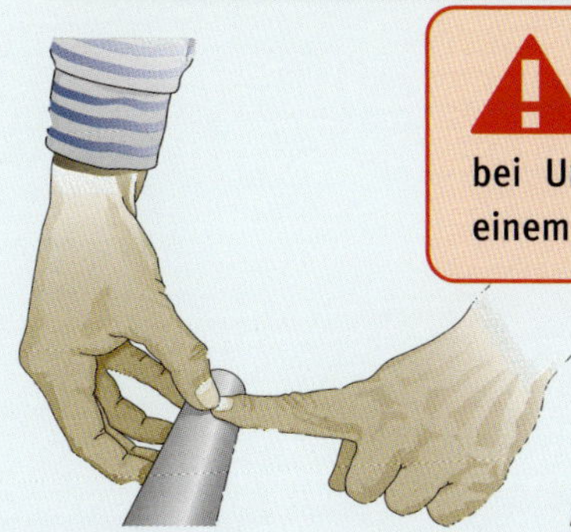

Abb. 13: Nagelprobe.

Atmung überprüfen

So geht's:

- Hinhören
- Auf Bewegungen des Brustkorbs achten
- Tipp: mit der eigenen (hoffentlich normalen) Atemfrequenz vergleichen

Die Überprüfung der Atmung ist schwierig und muss intensiv geübt werden.

Mögliche Ergebnisse:

- Atmung feststellbar oder nicht sicher vorhanden (Wiederbelebung: Tafel 13)
- Atmung verändert, z. B. betontes Ausatmen, röchelnd, keuchend
- Atemfrequenz (Tafel 21) normal/vermindert/beschleunigt

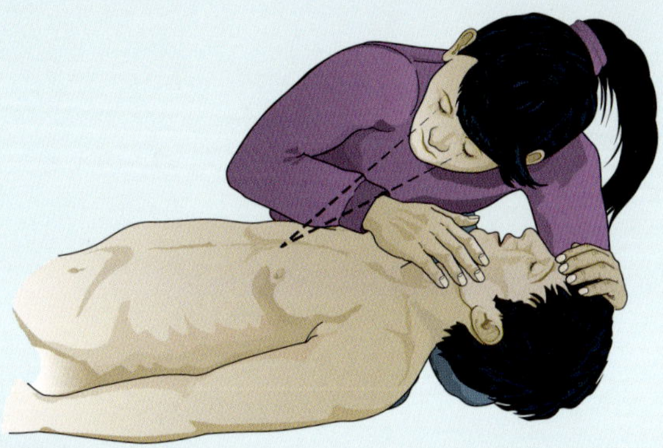

Abb. 14:
Brustkorbbewegung überprüfen und Atmung hören.

In lebensbedrohlichen Situationen keine Zeit verschwenden! Unsicher, ob Atmung vorhanden ist? Dann von nicht vorhandener Atmung ausgehen!

Brustkorb abklopfen

So geht's:

- Klopfpunkte: zwischen Brustwarze und unterem Anteil des Schulterblatts rechts und links (A, B), zum Vergleich unterhalb der Lunge, z. B. in der Flanke (C)
- Mit einer schnellen Bewegung aus dem Handgelenk heraus im Bereich der Punkte A, B und C auf den Brustkorb klopfen.
- Der hörbare Klopfschall ist abhängig vom Luft- und Flüssigkeitsgehalt im Brustkorb.

Mögliche Ergebnisse:

Klopfschall an A und B ist ...

- „normal-hohl", beide Lungenflügel sind mit Luft gefüllt
- „verstärkt-hohl", der Luftanteil ist auf dieser Seite erhöht, etwa bei der Luftbrust (Tafel 19).
- „gedämpft", wie am Punkt C: Der Luftanteil auf dieser Seite des Brustkorbs ist erniedrigt, der Flüssigkeitsanteil möglicherweise erhöht, etwa bei einer Blutung in den Brustkorb.

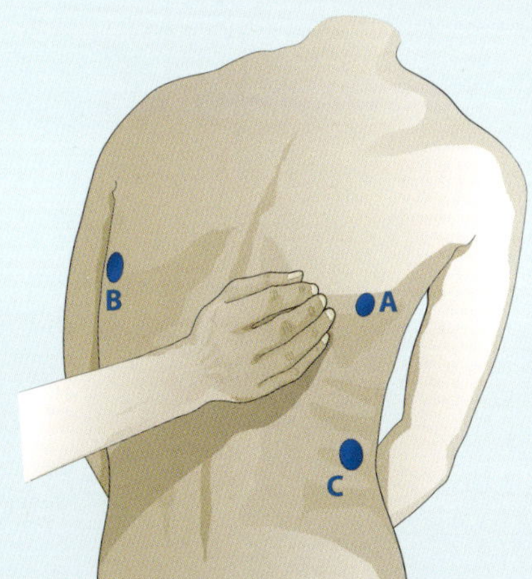

WICHTIG

Das Abklopfen unbedingt vor der Reise üben!

Abb. 15: Abklopfen des Brustkorbs.

Thrombosezeichen prüfen

So geht's:

- Seitenvergleich der Unterschenkel: Ist eine Seite schmerzhaft geschwollen?
- Verstärkt sich der Schmerz durch Kneten der Wade, beim Biegen des Fußes kopfwärts oder bei einem Handkantenschlag auf die Fußunterseite (Abb. 16)?

Mögliche Ergebnisse:

- Keine Schmerzen, keine Schwellung: Normalbefund
- Schwellung, Schmerzen bei der Untersuchung: Venenverschluss (Thrombose)

WICHTIG

Hinweisen auf einen Venenverschluss ist immer nachzugehen. Löst sich das Blutgerinnsel (Thrombus) und wird aus der Vene in die Lunge verschleppt, kann dies zu einer lebensgefährlichen Lungenembolie führen (Tafel 41).

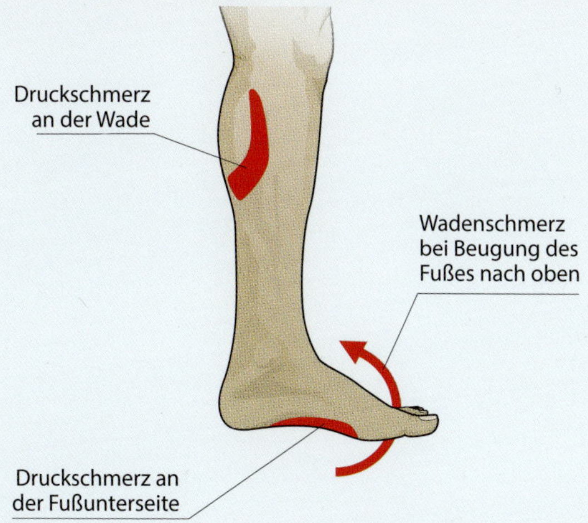

Abb. 16:
Thrombosezeichen: Schmerzpunkte bei einem Venenverschluss.

Rachen untersuchen

Erkältungserkrankungen sind an Bord häufig und meistens durch Viren hervorgerufen.

So geht's:

- Bei Mandelentzündung (Tonsillitis): „Eiterstippchen" im Rachen (Abb. 17)
  - Patient soll Mund öffnen und „Aaa ..." sagen
  - Mithilfe von Taschenlampe und Holzspatel die Rachenhinterwand beurteilen
- Bei Stirn- oder Nebenhöhlenentzündung (Sinusitis): Klopfschmerz über den Stirn- oder Nasennebenhöhlen
  - Mit einer schnellen Bewegung aus dem Handgelenk heraus typische Schmerzpunkte beklopfen (Abb. 18)
- Bei Mittelohrentzündung: Schmerzen und „knackendes" Geräusch beim Schlucken
- Zusätzlich: gelblicher Auswurf, hohes Fieber für mehr als 3 Tage

Mögliche Ergebnisse:

- Keine Eiterstippchen, kein Klopfschmerz, kein Auswurf, kein Fieber: Normalbefund oder einfache Erkältung
- Eiterstippchen, Klopfschmerz, Fieber, Auswurf „Knacken" beim Schlucken: HInweise auf bakterielle Entzündung der Atemwege

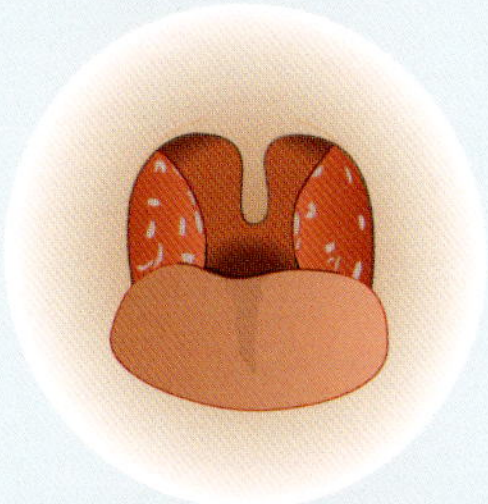

Abb. 17: „Eiterstippchen" im Rachen bei bakterieller Mandelentzündung.

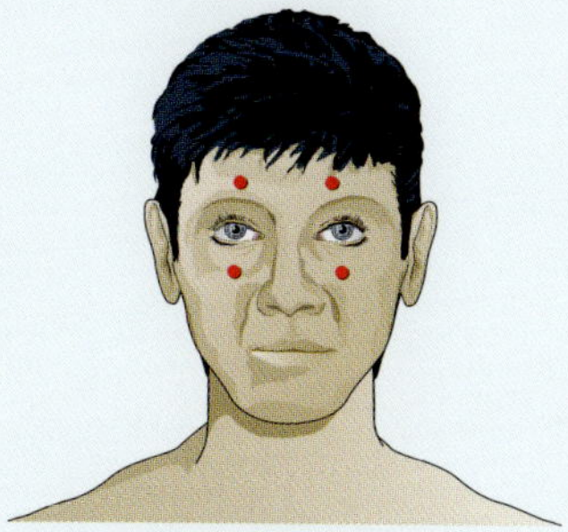

Abb. 18: Klopfpunkte bei Stirn- und Nasennebenhöhlenentzündung.

Blutdruck messen

Die Bestimmung des Blutdrucks gehört zu den Basisinformationen. Die Messung des oberen (systolischen) Blutdrucks ist ausreichend. Die Messung erfolgt durch Pulstasten.

So geht's:

- Manschette am Oberarm anlegen.
- Puls tasten, Ventil fest schließen (Drehung im Uhrzeigersinn).
- Manschette unter kontinuierlichem Pulstasten aufblasen, bis kein Puls mehr vorhanden ist.
- Ventil öffnen (leichte Drehung gegen den Uhrzeigersinn). Der auf dem Manometer ablesbare Wert bei wieder fühlbarem Puls entspricht dem oberen Blutdruck.

Mögliche Ergebnisse:

- Normalbefund: siehe Tabelle auf Tafel 21
- Niedriger Blutdruck: Herzinfarkt, Herzschwäche oder Schock. Wichtig: ein niedriger Blutdruck ist nur dann krankhaft, wenn auch andere Beschwerden auftreten (z. B. Schwindel, Blässe, Bewusstseinsstörung, Müdigkeit).
- Erhöhter Blutdruck: als chronische Erkrankung, bei Blutdruckkrise. Wichtig: bei bestehendem Bluthochdruck können höhere Werte „normal" sein, etwa ein oberer Wert von 160 mm Hg.

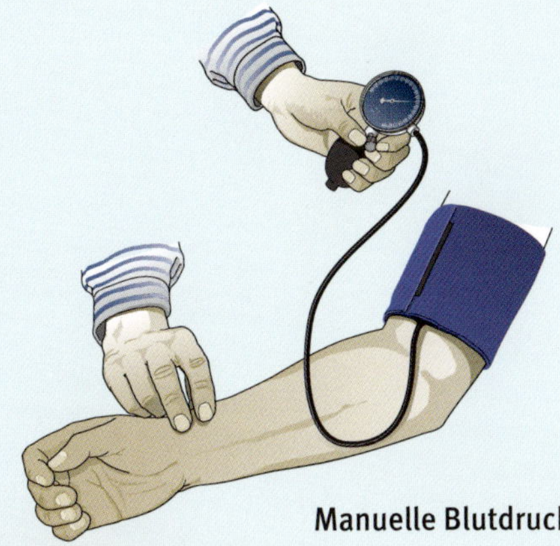

Abb. 19: Manuelle Blutdruckmessung.

WICHTIG

Die manuelle Messung ist immer anwendbar und unabhängig von Batterien. Alternativ sollte trotzdem immer eine automatische Blutdruckmanschette an Bord sein. Sie wird nach Anleitung benutzt. Die Ergebnisse sind (vor allem bei niedrigen Blutdrücken) weniger genau, die Technik ist jedoch für Laien einfacher in der Anwendung.

Brustkorb mit Stethoskop untersuchen

So geht's:

- Stethoskopmembran beidseits seitlich der Brustwarzen fest auf die Haut drücken und auf Atemgeräusche achten (Abb. 20)

Mögliche Ergebnisse:

- Atemgeräusche auf beiden Seiten hörbar: Normalbefund
- Auf einer Seite keine Atemgeräusche hörbar: die betroffene Seite wird nicht belüftet (z. B. bei schwerer Luftnot, Tafel 17)
- Auf beiden Seiten keine Atemgeräusche hörbar: flache oder keine Atmung

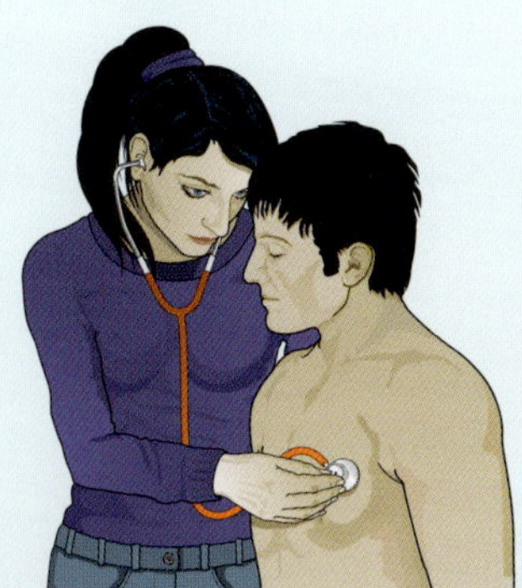

WICHTIG

Die richtige Handhabung eines Stethoskops ist schwierig, daher alle Ergebnisse mit Vorsicht bewerten!

Abb. 20: Abhören des Brustkorbes (Auskultation).

Pulsoximeter zur Messung von Sauerstoffkonzentration und Herzfrequenz

So geht's:

- Pulsoximeter auf einem Finger platzieren und einschalten.

Mögliche Ergebnisse:

- Sauerstoffsättigung: > 94 % Normalbefund; < 94 % Hinweis auf eingeschränkte Atmung oder verminderte Herzkraft
- Puls: Normalbefund (Tafel 21) oder beidseitig nicht messbar, z. B. Herz-Kreislauf-Stillstand
- einseitig veränderte Sauerstoffsättigung und/oder nicht messbarer Puls, z. B. Kompartmentsyndrom Tafel 56

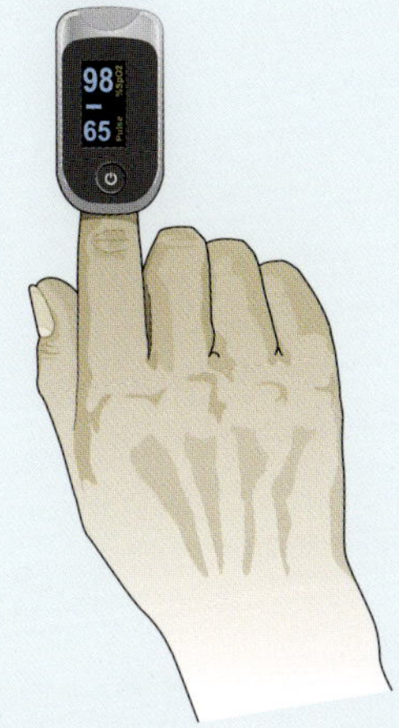

Bauch untersuchen: Fragen

- W-Fragen: Wo hat der Schmerz angefangen und wo ist er jetzt? Seit wann tut's weh? Wie tut's weh (permanent, wellenförmig, heller oder dunkler Schmerz)?
- Brennende Schmerzen beim Wasserlassen? Hat der Urin eine auffällige Farbe?
- Appetit vorhanden?
- Übelkeit nach Kaffee, fettigen Speisen, Schokolade, Alkohol?
- Stuhlauffälligkeiten: Farbe, Konsistenz, blutig?
- Durchfall: wie häufig?
- Erbrechen: Farbe, blutig, kotiger Geruch?
- Gleichzeitiges Auftreten von Erbrechen und Durchfall?
- Haben andere Mitreisende ähnliche Probleme?

Bauch untersuchen: Hinhören und Hinschauen

- Schonhaltung (Abb.22): gekrümmter Oberkörper, angezogene Beine?
- Bauch kugelig gebläht?
- Gelbe Verfärbung der Augen?
- Vorwölbungen in der Leiste, am Bauchnabel, am Hoden? Hinweis auf Hernien (z.B. Nabelbruch)
- Darmgeräusche (Ohr auflegen oder mit einem Stethoskop eine Minute hinhören), „glucksende" Geräusche mehrmals in der Minute sind normal. Gesteigerte Frequenz bei Durchfallerkrankungen, normale Frequenz bis hin zur „Totenstille" bei einem Darmverschluss
- Tipp: Darmgeräusche mit den eigenen oder mit denen von anderen Mitreisenden vegleichen

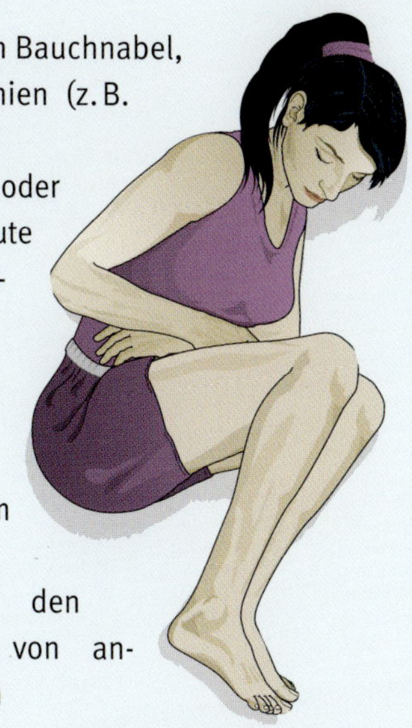

Abb. 22: Schonhaltung.

Bauch untersuchen: ohne Hilfsmittel

Suche nach Hinweisen auf eine möglicherweise ernsthafte Erkrankung.

Bauch tasten

So geht's:

- Hände knapp unterhalb des linken Rippenbogens flach auf den Bauch des liegenden Patienten legen; mit zunehmender Kraft in den Bauch drücken.
  Hinweis: Abtasten des gesamten Bauchraums, Lokalisation von Beschwerden in Quadranten (Abb. 23)
- Handkantenschlag: Mit der Handkante auf beiden Seiten in die Flankengegend schlagen (Abb. 24)

Mögliche Ergebnisse:

- Bauch ist weich, schmerzfrei und nicht gebläht: Normalbefund
- Bauch ist druck- oder berührungsempfindlich: Entzündungen
- Bauch kugelig-gebläht: Darmverschluss, vermehrte Gasbildung
- Bauch ist „bretthart": Bauchfellentzündung
- Flankenschmerz beim Handkantenschlag (Abb. 24): Hinweis auf eine Erkrankung der Niere und/oder der Harnwege (Tafel 47)
- Typische Schmerzen an den Schmerzpunkten (Abb. 24) bei Gallenblasenerkrankungen und Harnverhalt

Koliken sind wellen- und krampfartig an- und abschwellende Schmerzen

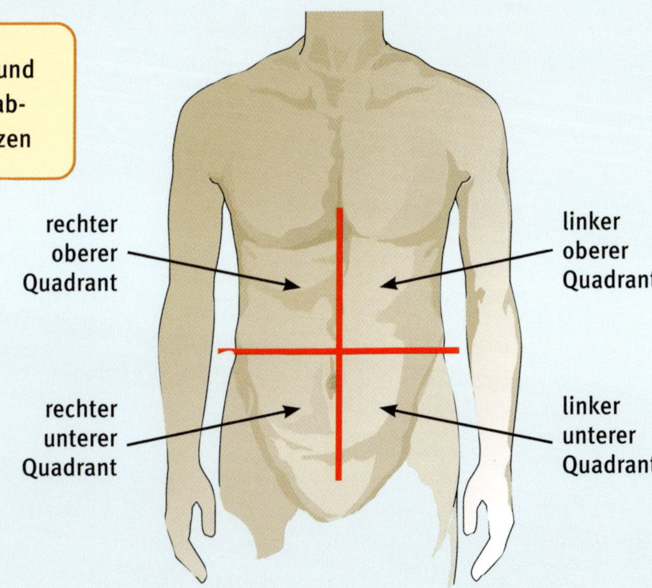

Abb. 23: Einteilung des Bauches in Quadranten

Hinweise für eine Blinddarmentzündung

So geht's:

1. Mit einem Finger tief in den Bereich des Schmerzpunktes drücken (Abb. 24, zwischen 1 und 2.)
2. Der Patient soll versuchen, sein rechtes Bein gegen Widerstand nach oben zu bewegen (Abb. 10).

Mögliche Ergebnisse:

1. Schmerzen am Schmerzpunkt.
2. Schmerzen im rechten Unterbauch bei Muskelanspannung des rechten Beins.

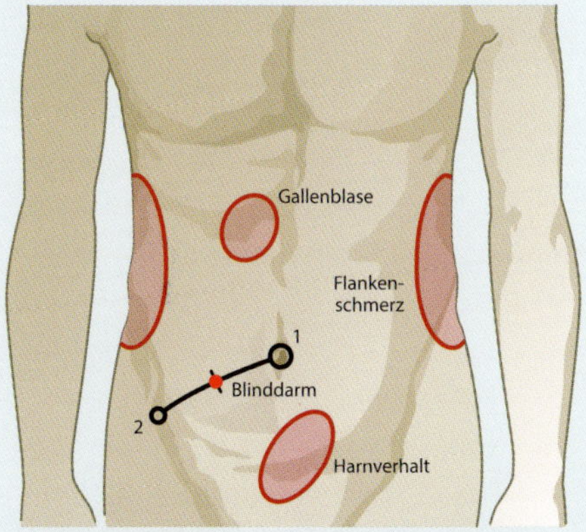

Abb. 24: Typische Lokalisation von Schmerzen.
Rote Flächen / Punkte: Schmerzpunkte
1 Bauchnabel, 2 Oberer Beckenknochenvorsprung

WICHTIG

Blinddarmentzündungen sind häufig und gefährlich!

Bauch untersuchen: mit Hilfsmitteln

Bauch mit Stethoskop abhören

So geht's:

- Die Stethoskopmembran etwa eine Minute knapp unterhalb des Bauchnabels fest auflegen
- Prüfen: Sind Darmgeräusche vorhanden?

Mögliche Ergebnisse:

- Siehe Tafel 30

WICHTIG

Die Handhabung eines Stethoskops ist schwierig – vor der Reise üben!

Urinteststreifen anwenden

So geht's:

- Urin sammeln
- Teststreifen eintauchen
- Farbumschlag beurteilen
- Prüfen: Ist eine Blasenentzündung eine mögliche Ursache für Flanken- oder Bauchschmerzen oder brennende Schmerzen beim Wasserlassen?

Mögliche Ergebnisse:

- Siehe Farbmarkierungen auf der Verpackung.

Der Urinstreifentest erleichtert die Entscheidung für oder gegen ein Antibiotikum.

Body-Check nach einem Unfall

Nach Unfällen wird eine Untersuchung des ganzen Körpers – ein „Body-Check“ – durchgeführt. Ziel ist es, eine möglicherweise gefährliche Verletzung nicht zu übersehen.

WICHTIG

Bei allen Verletzungen des Bewegungsapparates: Möglichst schnell mit der Kühlung beginnen!

Wichtige Basisinformationen

Wie kam es zu der Verletzung? Ist sie Folge eines **Unfalls oder einer Erkrankung**, zum Beispiel eines Schlages mit dem Baum, oder ein durch eine plötzliche Bewusstlosigkeit hervorgerufener Sturz? Eine Erkrankung kann ein viel ernsthafteres Problem sein als mögliche Unfallfolgen.

Sofortmaßnahmen notwendig?

- Vitalparameter gestört? Siehe Tafel 10 ff.
- Starke Blutung? Bei Bedarf Druckverband anlegen (Tafel 16)
- Sturz mit möglicher Kopf- oder Halswirbelsäulenbeteiligung? Hals-Immobilisationskragen anlegen (Tafel 59)

Fragen

- Was ist passiert? Können Sie sich an alles erinnern?
- Wo tut es weh?
- Können Sie alles bewegen? Bewegen Sie jetzt ... (alle Extremitäten ruhig bewegen lassen)
- Orientierung überprüfen: Fragen nach Name, Geburtsdatum, Aufenthaltsort und dem heutigen Datum

So geht’s – Body-Check

- Die Untersuchung erfolgt von Kopf bis Fuß.
- Schmerzfrei untersuchen: mit wenig Kraft beginnen, bei Schmerzfreiheit Intensität steigern
- Bei Hinweisen auf eine Verletzung sollte behindernde Kleidung entfernt werden.

Mögliche Ergebnisse

Untersuchen von Kopf bis Fuß:

- **Kopf:** Wunden, Pupillen, Schwellung? Kopf mit beiden Händen umfassen und drücken
- **Hals:** Tastbare Stufenbildung im Bereich der Halswirbelsäule?
- **Brustkorb:** Brustbein nach unten und Rippen von beiden Seiten drücken, abklopfen, Atmung überprüfen (Tafel 27)?
- **Arme und Hände:** Deformierung, Schwellung, Temperatur- oder Empfindlichkeitsunterschied rechts zu links (Tafel 21)? Puls beidseits tastbar? Fingernagelprobe beidseits gleich (Tafel 23)?
- **Bauch:** Weich? Sichtbare Verletzungen, Schwellungen?
- **Becken:** Druck auf das Schambein und mit beiden Händen die Beckenschaufeln nach innen drücken
- **Beine und Füße:** Deformierungen, Schwellung, Verhärtung (zum Beispiel Sprunggelenk, Knie, Unterschenkel). Beinlängendifferenz? Temperatur- oder Empfindlichkeitsunterschied rechts zu links (Tafel 21)? Puls beidseits tastbar? Fußnagelprobe beidseits gleich (Tafel 23)?

Hinweise auf Schock (Tafel 41):

- Niedriger Blutdruck
- Schneller Puls
- Blässe
- Verminderte Herzkraft

Leitsymptom Bewusstseinsstörung

Alle Bewusstseinsstörungen verdienen besondere Aufmerksamkeit. Verschlechterungen, auch nach einer vermeintlichen Phase der Besserung, sind jederzeit möglich. Bewusstseinsgestörte dürfen nicht alleine gelassen werden, häufige Kontrollen sind wichtig. Eine Hilfe mit Bordmitteln ist kaum möglich. Ziele sind:

- Symptome richtig beobachten und beschreiben
- Situationen vermeiden, die den Zustand verschlechtern können
- bei Bedarf lebensrettende Maßnahmen ergreifen (Tafel 10 ff.)

Bewusstseinsstörungen sind häufig bei Stoffwechsel- und neurologischen Erkrankungen, nach Unfällen mit Kopfbeteiligung, bei übermäßigem Alkoholkonsum, bei Flüssigkeitsmangel oder Schock. Bewusstseinsstörungen sind außerdem möglich bei Unterkühlung (Tafel 50), Sonneneinwirkung (Tafel 51), Seekrankheit (Tafel 74) oder Erkrankungen mit verminderter Herzkraft (Tafel 41 ff.)

Warnzeichen

- Jede zunehmende Bewusstseinsstörung
- Neue Lähmung und/ oder andere Seitenzeichen (Tafel 23)
- Sprachstörung
- Störung der Sensibilität
- Bewusstseinsstörung nach Unfall – zunehmend oder ohne Verbesserungstendenz
- Störung der Orientierung
- Stärkste Kopfschmerzen
- Bewusstseinsstörung nach übermäßigem Alkoholkonsum – Atmung beeinflusst
- Verschieden große Pupillen
- Tiefe Bewusstlosigkeit bei Zuckerkranken
- Neue Inkontinenz (Stuhl und/oder Urin)
- Auffallend hoher oder niedriger Blutdruck
- Bewusstseinsstörung mit Nackensteife
- Krampfanfall ohne bekanntes Krampfleiden
- Langsame Atmung oder Atempausen

Was tun?

- Sofort medizinische Beratung einholen!

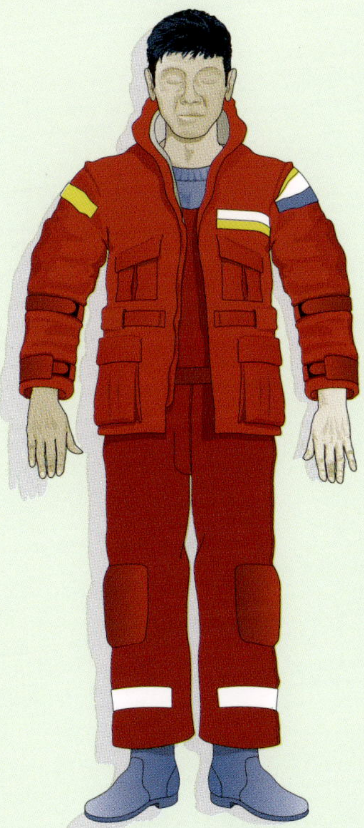

Zunächst abwarten

- Kurzzeitige Bewusstseinsstörung nach einem Unfall
- Bewusstseinsstörung bei psychischer Erregung
- Bewusstseinsstörung nach einem Krampfanfall bei bekanntem Krampfleiden
- Starke Kopfschmerzen – so schon gehabt
- Bewusstseinsstörung nach übermäßigem Alkoholkonsum – Atmung nicht beeinflusst
- Leichte Bewusstseinsstörung bei Zuckerkranken
- Flüssigkeitsmangel – der Patient kann trinken

Was tun?

- Weiter beobachten, gern funkärztliche Beratung in Anspruch nehmen
- Mit Bordmitteln behandeln
- (nach funkärztlicher Beratung) evtl. Medikamente geben (Tafel 71)

Abb. 25: Leitsymptom Bewusstseinsstörung.

Erkrankungen mit Störungen des Bewusstseins

Bewusstseinsstörung bei Erkrankungen und nach Unfällen

Ursachen

- Stoffwechselerkrankungen: z. B. Schilddrüsenunterfunktion, Diabetes mit Unterzuckerung
- Neurologische Erkrankungen: Schlaganfall, Hirnblutung, Hirnhautentzündung, Krampfleiden/Epilepsie
- Psychiatrische Erkrankungen
- Erkrankungen mit verminderter Herzkraft (Tafel 41)
- Bei Kindern: Fieberkrampf
- Unfälle: Gehirnerschütterung

Wie erkennen?

- **Bei allen Ursachen möglich:** tiefe Bewusstlosigkeit
- **Bei Schlaganfall:** plötzlicher Beginn ohne Unfallgeschehen
- **Bei Hirnblutung:** eventuell stärkste Kopfschmerzen „wie nie zuvor", kann auch ohne Unfall entstehen
- **Bei Hirnblutung und Hirnhautentzündung:** eventuell Nackensteife (Tafel 24, Abb. 9), eventuell hohes Fieber

Bei Stoffwechselerkrankungen, Krampfleiden, Gehirnerschütterung und kindlichem Fieberkrampf tritt meistens nur eine Störung der Wachheit (Vigilanz) auf, ohne weitere Auffälligkeiten in der Untersuchung.

- **Bei Krampfleiden:** Erkrankung meistens bekannt, typische Bewusstseinsminderung und Müdigkeit nach Anfall
- **Bei psychiatrischen Erkrankungen:** Verhaltensauffälligkeiten, zum Beispiel wahnhaft, aggressiv, unkooperativ, verlangsamt
- **Bei Erkrankungen mit verminderter Herzkraft:** Zeichen für verminderte Herzkraft (Tafeln 26 und 41)
- **Bei Stoffwechselerkrankungen:** Erkrankung meistens bekannt
- **Bei Unfällen:** Unfallgeschehen, Wunde oder Bluterguss am Kopf, Symptome von Kopfschmerz bis zur sofortigen Bewusstlosigkeit

Was kann passieren?

- Unbemerkter Atem- und Kreislaufstillstand
- Hirnschäden
- Psychiatrische Erkrankung: Eigen- und Fremdgefährdung

Was tun?

- Beobachten, wiederholt untersuchen, dokumentieren (Formular „Verlaufsprotokoll“)
- Im Zweifel immer von einer ernsten Ursache ausgehen
- Sind Warnzeichen vorhanden (Tafel 34): Notruf absetzen, medizinische Beratung einholen (Tafel 9)
- Im Krampfanfall: Betroffenen vor Verletzungen schützen (scharfkantige Gegenstände entfernen, mit Kissen abpolstern)
- Bei Bewusstlosigkeit: Stabile Seitenlage, beatmen oder wiederbeleben (Tafel 11 ff.)
- Lagerung von Patienten mit einem verminderten Bewusstsein: entweder in stabiler Seitenlage (Tafel 12) oder entsprechend Abb. 27/Tafel 39 Kopf dabei achsengerecht lagern, kein Abknicken zur Seite, funkärztliche Beratung!
- Bei Bewusstlosigkeit bei bekannter Zuckerkrankheit: Wenn möglich, Zucker (gesüßte Getränke, Traubenzucker), aber nie Insulin ohne Blutzuckermessung geben!
- Bei Bewusstseinsgeminderten: Wendeltubus einlegen (Tafel 11)

WICHTIG

Nicht optimal behandelte psychiatrische und neurologische Erkrankungen gehören zu den wenigen Vorerkrankungen, die eine Eignung zum Wassersport ausschließen.

Bewusstseinsstörung durch Alkohol oder Flüssigkeitsmangel

Ursachen

- Übermäßiger Alkoholkonsum
- Flüssigkeitsmangel durch Erbrechen, Durchfall, Sonneneinwirkung, Erkrankungen des Bauches, Schock, hohes Fieber

Wie erkennen?

- Alkoholvergiftung: Konsumverhalten, Geruch
- Flüssigkeitsmangel: Tafel 22

Was kann passieren?

- Bei Alkohol oder Flüssigkeitsmangel: Tiefe Bewusstlosigkeit
- Bei Flüssigkeitsmangel: Schock, Kreislaufversagen (Lebensgefahr!)

Was tun?

- Bei Alkoholvergiftung mit erhaltenem Bewusstsein: schluckweise stark gesüßte Getränke geben
- Häufig zum Trinken (bevorzugt von Wasser, kein Alkohol!) auffordern, eventuell schluckweise
- Bei Lebensgefahr: Tafel 11 ff.

⚠ Nicht voreilig auf Alkohol als Ursache der Bewusstseinsstörung festlegen, sondern vorher unbedingt andere Ursachen ausschließen.

Leitsymptome Luftnot und Brustschmerz

BEACHTEN SIE

Luftnot und Brustschmerz sind Leitsymptome für Erkrankungen von Lunge, Atemwegen, Herz und Kreislauf. Sie treten oft, aber nicht immer, zusammen auf.

- **Luftnot:** Ein- und/ oder Ausatmen ist erschwert, auch ausgeprägtes „nach-Luft-Ringen"
- **Brustschmerz:** Der Schmerz ist meistens hinter dem Brustbein lokalisiert.
- **Lebensbedrohliche Luftnot und Brustschmerz:** bei Luftbrust (Pneu), allergischer Reaktion und Verschluss der Atemwege durch einen Fremdkörper (Tafel 17ff.)

Häufige Ursachen sind:

- Erkrankungen von Lunge und Atemwegen: Erkältung, Entzündung des Rippenfells, Verschlechterung einer bekannten Lungenerkrankung (Asthma, Bronchitis), Unfall mit Rippenprellung
- Erkrankungen des Herzens: Blutdruckkrise

Seltenere Ursachen sind:

- Erkrankungen von Lunge und Atemwegen: Lungenentzündung, Unfall mit Rippenbruch
- Erkrankungen mit verminderter Herzkraft: Koronarsyndrom, Herzinfarkt, Herzschwäche, Herzrhythmusstörungen
- Erkrankungen des Kreislaufs: Schock, Gefäßverschluss

Warnzeichen

- Atemfrequenz >22 und <10/min
- Puls >100 und <50/min
- Deutlich erhöhter Blutdruck
- Ungewöhnlich niedriger Blutdruck
- Brustschmerz mit gleichzeitiger Übelkeit
- Blässe
- Gefühl der Brustenge
- Panik und Todesangst
- Sichtbare Verletzung des Brustkorbs
- Beginn nach Tauchgang
- Hinweise auf Thrombose
- Brustschmerz mit Ausstrahlung
- Störung des Bewusstseins
- Hohes Fieber
- Zunehmende Verschlechterung
- bekannte Vorerkrankung von Herz oder Lunge

Was tun?

- Medizinische Beratung einholen!

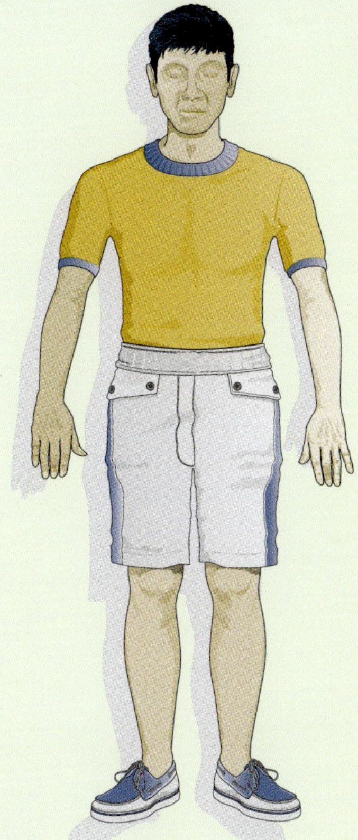

Zunächst abwarten

- Gleichzeitige Erkältung
- Keine Übelkeit, kein Schwitzen
- Leichtes Fieber
- Guter Allgemeinzustand
- Normaler Blutdruck
- Keine Schmerzausstrahlung
- Schmerzverstärkung durch Druck auf Brustkorb
- Schmerzverstärkung durch tiefes Einatmen
- Schmerzverstärkung durch Husten
- Bekannte Entzündung der Magenschleimhaut

Was tun?

- Weiter beobachten, gern funkärztliche Beratung in Anspruch nehmen
- Mit Bordmitteln behandeln
- (nach funkärztlicher Beratung) evtl. Medikamente geben (Tafel 72)

Abb. 26: Leitsymptome Luftnot und Brustschmerz.

Erkrankungen von Lunge, Atemwegen, Herz und Kreislauf

Erkältung und Rippenfellentzündung (Pleuritis)

Ursachen

- Erkältung: Häufig Viren, begünstigt durch feuchtes und kühles Wetter oder unpassende Kleidung. Selten Grippe, Pfeiffer-Drüsenfieber, Mandelentzündung, Kinderkrankheiten (Keuchhusten, Masern, Scharlach)
- Rippenfellentzündung: Komplikation bei länger anhaltender Erkältung

Wie erkennen?

- Kopf- und Halsschmerzen
- Husten, Schnupfen
- Gliederschmerzen, Mattigkeit
- Bindehautreizung
- Rippenfellentzündung: Schmerzen beim tiefen Einatmen, beim Husten und bei stärkerem Fingerdruck auf die Rippen

Was kann passieren?

- Bakterielle Entzündung
- Lungenentzündung
- Hirnhautentzündung (Tafel 35)
- Mandelentzündung mit Eiterstippchen (siehe Abb. 17)

Was tun?

- Generell: schonen, viel trinken
- Bei Mittelohrentzündung: Kaugummi kauen
- Bei Rippenfellentzündung: Schmerzmittel einnehmen (tiefes Einatmen und Husten muss schmerzfrei möglich sein, Tafel 76)

Erkältungen sollten bereits zu Beginn der Erkrankung konsequent behandelt werden, sonst kann es zu Komplikationen wie schmerzhaften Entzündungen von Mittelohr, Nasennebenhöhlen oder des Rippenfells kommen. Antibiotika sind nur bei Hinweisen auf einen bakteriellen Infekt notwendig (Tafel 28).

Lungenentzündung (Pneumonie)

Ursachen:

- Infekt
- Herzschwäche

Wie erkennen?

- Atemnot steht im Vordergrund
- Brustschmerzen eher selten
- Hohes Fieber
- Husten mit gelblich-grünem Auswurf
- Erkältungssymptome
- ausgeprägtes Krankheitsgefühl

Was kann passieren?

- Rippenfellentzündung
- Lebensgefährliche (!) Atemnot
- Flüssigkeitsmangel durch hohes Fieber (Tafel 36).
- Patient fühlt sich sehr krank

Was tun?

- Schonen, viel trinken
- Bei zunehmender Atemnot: Luftnotlagerung (Abb. 27)
- Bei allen die Lunge betreffenden Infekten: Atemtraining, Luftballon aufblasen

WICHTIG

Eine Lungenentzündung ist eine lebensbedrohliche Erkrankung – nicht leichtfertig damit umgehen!

Asthma und Bronchitis

Ursachen

- Chronische Erkrankungen mit Verengung der Atemwege
- Verschlechterung oft durch Infektion

Was könnte es sonst sein?

- Blutdruckkrise: auffallend hoher Blutdruck
- Erkrankung mit verminderter Herzkraft (Tafel 41): Zeichen verminderter Herzkraft (Tafel 26)
- Herzinfarkt: häufig starke Schmerzen im Brustbereich
- Lungenentzündung: hohes Fieber
- Luftbrust (Pneu): Einatmen erschwert, veränderter Klopfschall (Tafel 27)

Wie erkennen?

- Atemnot steht im Vordergrund
- Brustschmerzen eher selten
- Starker Husten
- Verlängerte Ausatemphase
- „Pfeifende" Nebengeräusche
- Bronchitis: Husten mit Auswurf

Was kann passieren?

- Erschöpfung der Atemmuskulatur mit zunehmender Atemnot (Lebensgefahr!)
- Bewusstseinsstörung bis zur Bewusstlosigkeit

Was tun?

- Beruhigen
- Luftnotlagerung (Abb. 27)

BEACHTEN SIE

Ist bisher keine Asthmaerkrankung oder Bronchitis bekannt, sind sie als Ursache für eine Luftnot an Bord eher unwahrscheinlich. Asthma oder Bronchitis können unbehandelt lebensbedrohlich werden. Daher ist unbedingt eine funkärztliche Beratung notwendig! Ist eine chronische Atemwegserkrankung bekannt, sollte vorab den Mitreisenden die Anwendung und der Aufbewahrungsort der Medikamente erklärt werden.

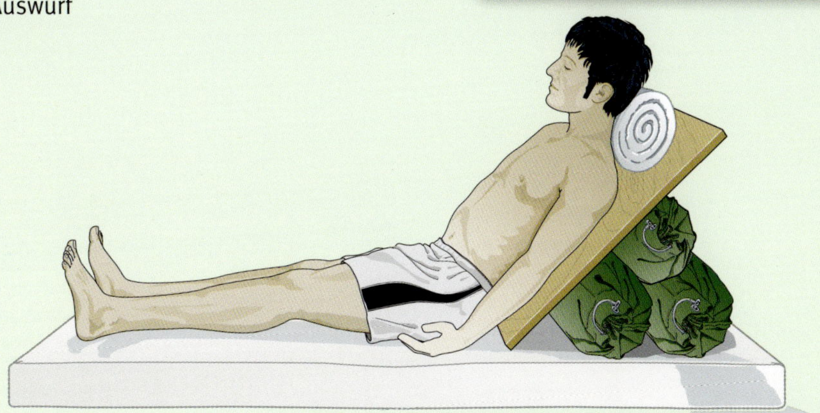

Abb. 27: Luftnotlagerung.

Erkrankungen mit verminderter Herzkraft

Ursachen

- Koronarsyndrom mit Angina pectoris bei der Verengung und Herzinfarkt beim Verschluss von Herzkranzgefäßen (Koronarien)
- Verschluss von Lungengefäßen (Lungenembolie)
- Herzrhythmusstörung
- Blutdruckkrise und Schock (Tafel 42)

Was könnte es sonst sein?

- Brustschmerz nach Rippenprellung, bei muskulärer Verspannung oder Rippenfellentzündung: Der Schmerz verstärkt sich durch tiefes Einatmen und Husten.
- Entzündung der Magenschleimhaut: Der Schmerz strahlt nicht aus.
- Luftbrust (Pneu, Tafel 19)

Wie erkennen?

- Atemnot
- Koronarsyndrom mit Gefühl der Brustenge („Elefant auf dem Brustkorb“)
- Blutdruck eher normal oder erniedrigt
- Herzinfarkt: (manchmal extreme) Brustschmerzen mit Ausstrahlung in Hals und linken Arm, Panik und Todesangst, Übelkeit, Erbrechen, Kaltschweißigkeit
- Koronarsyndrom: Schmerzen und sonstige Symptome eventuell weniger ausgeprägt
- Lungenembolie: eventuell Thrombosezeichen (Tafel 28)
- Herzrhythmusstörung: Pulstasten
- Zeichen für verminderte Herzkraft: Tafel 26

Was kann passieren?

- Herzversagen
- Schock
- Kreislaufstillstand
- Herzrhythmusstörungen

Was tun?

- Herz- oder Luftnotlagerung (Abb. 28 bzw. 27)
- Beruhigen
- Auf Wiederbelebung vorbereitet sein
- Wenn vorhanden: Defibrillator bereithalten

WICHTIG

Alle Maßnahmen nur auf Anweisung einer funkärztlichen Beratung!

BEACHTEN SIE

Schmerzen können auch fehlen, vor allem bei Frauen und Zuckerkranken. Nie Medikamente in einen Muskel geben!

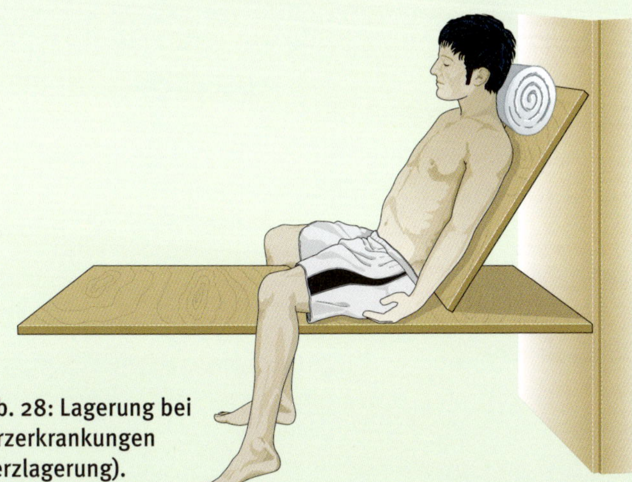

Abb. 28: Lagerung bei Herzerkrankungen (Herzlagerung).

Blutdruckkrise

Synonyme: Herzasthma, hypertensive Krise

Ursachen

- Plötzlich auftretender hoher Blutdruck (z.B. oberer Blutdruck von mehr als 200 mmHg)

Was könnte es sonst sein?

- Chronische Bronchitis oder Asthma: Grunderkrankung meistens bekannt, Blutdruck weniger hoch
- Herzinfarkt: Blutdruck meistens niedrig oder normal

Wie erkennen?

- Luftnot
- Brustschmerz
- Rotes Gesicht
- Verlängerte Ausatemphase
- Husten

Was kann passieren?

- Überanstrengung des Herzens mit Herzschwäche, Herzinfarkt oder Schock

Was tun?

- Beruhigen
- Herzlagerung (siehe Abb. 28)

Schock

Im Schock ist die Versorgung des Körpers mit Blut und Sauerstoff vermindert.

Ursachen

- Erkrankungen mit verminderter Herzkraft
- Blut- und Flüssigkeitsverlust (z. B. durch Unfall mit Blutung, Verbrennung, Durchfall, Erbrechen, Sonneneinwirkung)
- Allergische Reaktion
- Schwere Entzündung
- Bergung aus dem Wasser

Wie erkennen?

- Niedriger Blutdruck, schneller Puls
- Kaltschweißigkeit
- Blässe
- Verwirrtheit
- vermindertes Bewusstsein

Was kann passieren?

- Kreislaufversagen
- Bewusstseinsstörung
- Lebensgefahr! (Tafel 11 ff.)

Was tun?

- Bei Erkrankungen mit verminderter Herzkraft: Herzlagerung (siehe Abb. 28)
- Bei allen anderen Ursachen: Schocklagerung (Abb. 29)
- Bei Blutung: Blutung stoppen, eventuell Druckverband anlegen (Tafel 16)
- Bei allergischer Reaktion: Allergenkontakt stoppen
- Bei Insektenstich: Stichstelle kühlen

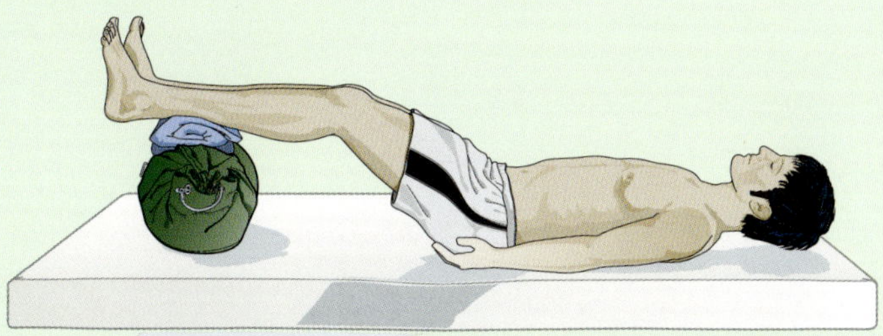

Abb. 29: Schocklagerung.

> **Schockprophylaxe bei Verbrennung, Durchfall oder Erbrechen: Achten Sie auf eine ausreichende Flüssigkeitszufuhr, gegebenenfalls auch durch eine Flüssigkeitsgabe unter die Haut (Tafel 80).**

Verschluss von Blutgefäßen

Durch Gerinnsel kann es zu Gefäßverschlüssen in Venen oder Arterien (Thrombosen oder Embolien) kommen.

Ursachen

Bildung eines Gerinnsels durch ...

- verlangsamten Blutfluss bei eingeschränkter Mobilität
- verlangsamten Blutfluss aufgrund einer Schwellung nach Verletzung
- Herzrhythmusstörungen

Was könnte es noch sein?

- Schwellung ohne Gefäßverschluss: Verletzung, Insektenstich
- Schwellung beider Unterschenkel: verminderte Herzkraft

Wie erkennen?

- Venen- und Arterienverschluss: meistens im Unterschenkel
- Venenverschluss: einseitige Schwellung Rötung, Erwärmung, Schweregefühl
- Arterienverschluss: plötzlich beginnender, starker einseitiger Schmerz, Blässe, Kühle, Störung der Empfindlichkeit (Tafel 24)

Was kann passieren?

- Venenverschluss: fast immer harmloser Verlauf, es können sich aber Gerinnselteile lösen, die zu einem Schlaganfall oder einer Lungenembolie führen können
- Arterienverschluss:
  - Absterben von Muskelgewebe
  - Schäden an inneren Organen (Schock, Lebensgefahr!)
  - immer lebensgefährlich

Was tun bei Venenverschluss?

- **Hochlagern**
- keine Immobilisierung, betroffene Extremität bewegen
- kühle Umschläge

Was tun bei Arterienverschluss?

- **Tieflagern,** weich lagern
- Immobilisation: absolutes Verbot (!) körperlicher Bewegung, Patienten hinlegen, Kleidung entfernen (Schere), auch nicht zum Wasserlassen aufstehen lassen!
- Nicht wärmen oder kühlen!

Bei Arterienverschluss besteht immer Lebensgefahr, ebenso wenn bei einem Venenverschluss Komplikationen auftreten (z. B. Lungenembolie). In diesen Fällen ist eine funkärztliche Beratung dringend notwendig! Wichtig ist eine ausreichende Prophylaxe: Bei verminderter körperlicher Aktivität (z. B. Erkrankung, Ruhigstellung nach Unfall) regelmäßige Bewegungsübungen machen („Kojengymnastik“). Bei bereits bekannter Thromboseneigung vor der Reise Thrombosestrümpfe anpassen lassen. Nach Rücksprache mit dem Hausarzt eventuell Heparin mitnehmen.

Rippenprellung und Rippenbruch als Unfallfolge

Ursachen

- Sturz

Wie erkennen?

- Erkennbare Verletzung am Brustkorb
- Druckschmerz bei der Untersuchung
- Schmerz beim Husten und tiefen Einatmen

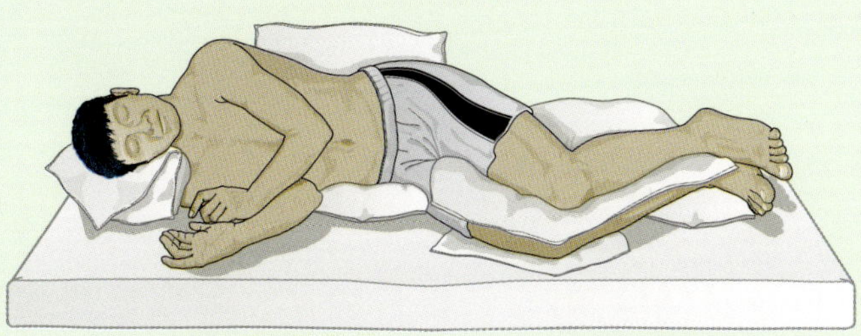

Abb. 30: Seitenlagerung bei Rippenprellung oder Rippenbruch.

Was kann passieren?

- Verletzung innerer Organe mit Blutung und Schock (Tafel 42)
- Luftbrust (Pneu; Tafel 19)
- Lungenentzündung wegen Schonatmung (Tafel 39)

Was könnte es sonst sein?

- Koronarsyndrom, Herzinfarkt: kein Druckschmerz, keine Schmerzverstärkung durch Einatmen und Husten, im Vordergrund steht häufig das Gefühl der Brustenge („Elefant auf dem Brustkorb“)
- Rippenfellentzündung (Pleuritis) nach Atemwegsinfekt

Was tun?

- Luftbrust (Pneu) ausschließen (Tafel 27)
- Schmerzlinderung durch Lagerung auf die betroffene Seite (Abb. 30)
- Schmerzmittel geben: Husten und tiefes Einatmen müssen problemlos möglich sein (funkärztliche Beratung)

Leitsymptom Bauchschmerz

Erkrankungen des Bauchraumes können viele Ursachen haben; meist sind sie harmlos und mit Bordmitteln gut zu beherrschen. Bei schwerwiegenden Baucherkrankungen ist es wichtig, die Warnzeichen zu erkennen, die darauf hinweisen, dass eine schnelle ärztliche Versorgung notwendig ist. Harmlose und ernsthafte Ursachen für Bauchschmerzen sind zum Beispiel:

Harmlose Ursachen:
- Einfacher Magen-Darm-Infekt
- einfacher Harnwegsinfekt

Ernste Ursachen:
- Darmverschluss
- Blinddarmentzündung
- Gallenblasen- und Gallenwegsenzündung
- Nierenkolik
- Nierenbeckenentzündung

und viele weitere Erkrankungen

Warnzeichen
- Allgemeinzustand schlecht
- Harter Bauch
- Bauch mit Druckschmerzen (Tafel 31)
- Trommelförmiger Bauch
- Hohes Fieber
- Flankenschmerz (Tafel 31)
- Schonhaltung (Tafel 30)
- Vorwölbung / Schwellung evtl. Schmerzen, evtl. Erwärmung im Leisten-, Hoden- oder Bauchnabelbereich
- Gelbe Verfärbung von Augen und Haut
- Kontinuierlicher / zunehmender Schmerz
- Keine oder sehr lebhafte Darmgeräusche (Tafel 30)
- Wellenartiger Schmerz in den Flanken oder im rechten oberen Quadranten
- Schwarzer Stuhlgang
- Blutiges Erbrechen
- Neue Unverträglichkeit: Kaffee, Fett, Schokolade
- Schnelle Atemfrequenz, weitere Zeichen für Schock (Tafel 42)
- „bierbrauner" Urin

Was tun?
- Sofort medizinische Beratung einholen!

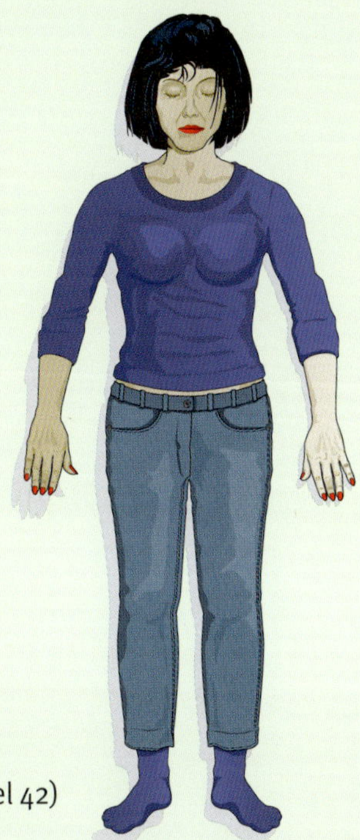

Abb. 31: Leitsymptom Bauchschmerz.

Zunächst abwarten
- Allgemeinzustand gut
- Leichte Schmerzen
- Krampfartige Schmerzen
- Weicher Bauch
- Schmerzen nicht kontinuierlich
- Gleichzeitig Erbrechen und Durchfall
- Mehrere Personen mit gleichen Symptomen
- Vorwölbung / Schwellung ohne Erwärmung und ohne Schmerzen im Leisten-, Hoden- oder Bauchnabelbereich
- Brennende Schmerzen beim Wasserlassen, geringe Mengen Blut im Urin

Was tun?
- Weiter beobachten, gern funkärztliche Beratung in Anspruch nehmen
- Mit Bordmitteln behandeln
- (nach funkärztliche Beratung) evtl. Medikamente geben (Tafel 73)

Harmlose Baucherkrankungen

Ursachen
- Meist Magen-Darm-Infekte
- Harnwegsinfekte zum Beispiel durch feuchte Kleidung
- Seltener Nebenwirkungen von Medikamenten (z. B. Antibiotika), Süßstoff oder Alkohol

Wie erkennen?
- Keine Warnzeichen vorhanden
- Wässrige Durchfälle (mehr als 3× pro Tag) und/oder Erbrechen
- Bei Parasitenbefall (Tropen): Stuhl häufig mit Blutbeimengungen
- Lebhafte Darmgeräusche
- Zum Teil krampfartige Schmerzen ohne eindeutige Lokalisation
- Brennende Schmerzen beim Wasserlassen
- Eventuell blutiger Urin

Was kann passieren?
- Flüssigkeitsmangel (Tafel 36)
- Übersehen von Warnhinweisen
- Fortschreitender Harnwegsinfekt mit Nierenentzündung

Was tun?
- Auf ausreichende Flüssigkeitsaufnahme achten
- Salzreiche Kost essen
- Prophylaxe: allgemeine Hygiene und insbesondere im Umgang mit dem Erkrankten beachten
- Urinteststreifen anwenden (Tafel 32)
- Hinweise auf Harnwegsinfekt: evtl. Anibiotikagabe (funkärztliche Beratung)

BEACHTEN SIE
- **Baucherkrankungen bei einer Dauer von bis zu fünf Tagen und ohne Warnzeichen bedürfen bei gutem Allgemeinzustand des Patienten normalerweise keiner Abklärung.**
- **Achten Sie zur Vorbeugung von Infekten auf eine ausreichende Hygiene im Umgang mit Nahrungsmitteln. Beherzigen Sie in tropischen Regionen unbedingt den Rat: „*Cook it, peel it – or forget it!*“**

Ernsthafte Baucherkrankungen

Ursachen

- **Darmverschluss:** auch Jahre nach Bauchoperationen, Entzündungen, Hernien-/ Brucheinklemmung, Tumore
- **Blinddarmentzündung:** keine Risikofaktoren bekannt
- **Gallenblasenentzündung:** vor allem bei Gallensteinerkrankung
- **Gallenwegsentzündung:** in den Gallenwegen festsitzender Gallenstein
- **Nierenkolik:** in den oberen Harnwegen festsitzender Nierenstein
- **Nierenbeckenentzündung:** vor allem durch „aufsteigende" Harnwegsinfekte

Wie erkennen?

- Es sind **Warnhinweise** vorhanden (Abb. 31)
- **Darmverschluss:** Bauch gebläht, eventuell hart, meist lebhafte Darmgeräusche (Tafel 30), manchmal Stuhlverhalt, kotiges Erbrechen, Schmerz ohne typische Quadranten-Lokalisation (siehe Abb. 23), rapide Verschlechterung des Allgemeinzustands möglich
- **Eingeklemmte Hernie:** Vorwölbung im Bereich von Bauchnabel, Leisten, Hoden oder alten OP-Narben.
- **Blinddarmentzündung:** Tafel 32
- **Gallenblasenentzündung:** Schmerzen vor allem nach fettem Essen, gelbliche Verfärbung von Augen und Haut (meist erst im fortgeschrittenen Stadium), Schmerzen vor allem im rechten oberen Quadranten (siehe Abb. 23), manchmal Ausstrahlung in die rechte Schulter
- **Gallenwegsentzündung:** auch ausgeprägte kolikartige Schmerzen im oberen rechten Quadranten, rasche Verschlechterung möglich, evtl. bierbrauner Urin
- **Nierenkolik:** Wellenförmige Schmerzen in einer Flanke, Ausstrahlung in den gleichseitigen unteren Quadranten und in Leiste, Hoden oder Schamlippe (Tafel 31)
- **Nierenbeckenentzündung:** Flankenschmerz (Tafel 31), vorheriger Harnwegsinfekt (Tafel 32)

Die Liste der möglichen Ursachen ist lang und reicht zum Beispiel vom Herzinfarkt über das Magengeschwür bis hin zu gynäkologischen und urologischen Erkrankungen – eine funkärztliche Beratung ist insbesondere bei Warnzeichen unerlässlich.

Was kann passieren?

- Flüssigkeitsmangel (Tafel 36)
- Bauchfell- oder Ganzkörperentzündung (Sepsis) mit Schock (Tafel 42)

Was tun?

- **Bei Darmverschluss, Blindarm-, Gallenwegs- oder Gallenblasenentzündung:** keine Nahrungsaufnahme (Medikamente mit einem kleinen Schluck Wasser einnehmen), Bettruhe, Bauchlagerung (Abb. 32), Antibiotika
- **Bei eingeklemmter Hernie:** versuchen, die eingeklemmten Anteile zurückzudrücken; dabei muss die Muskulatur des Betroffenen entspannt sein: Mit einer flachen Hand auf die Vorwölbung drücken, mit den Fingern der zweiten Hand versuchen,

die Vorwölbung durch die Bruchlücke zurückzumassieren. Im weiteren Verlauf keine schweren Lasten heben lassen! (Medikamente: Tafel 73, funkärztliche Beratung)

- **Bei Nierenbeckenentzündung:** viel trinken
- **Bei Nierenkolik:** sehr viel trinken, viel bewegen, am besten Treppen hinuntersteigen („saufen und laufen"), Schmerzmittel (Tafel 76)

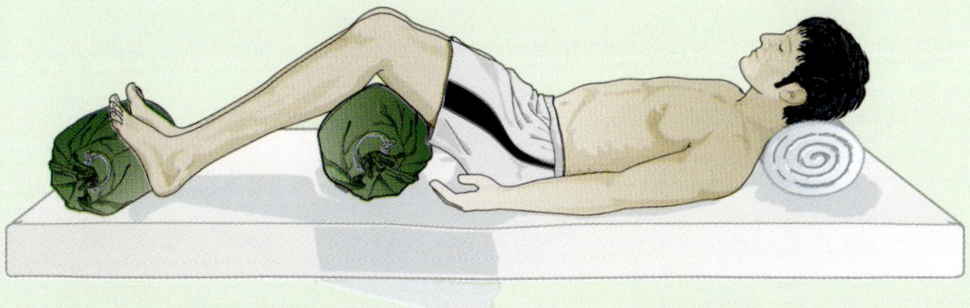

Abb. 32: Bauchlagerung.

BEACHTEN SIE

- Ein normaler Stuhlgang schließt einen Darmverschluss nicht aus.
- Eine plötzliche, häufig aber nur vorübergehende Abnahme der Schmerzen ist ein Hinweis auf eine Perforation (Platzen eines Hohlorgans).
- Gelingt das Zurückmassieren von Hernien und ist der Allgemeinzustand des Betroffenen stabil, besteht keine Notwendigkeit, eilig zu operieren.

Es ist nicht sinnvoll, sich den Blinddarm prophylaktisch entfernen zu lassen – selbst dann nicht, wenn eine längere Reise abseits jeglicher medizinischer Versorgung geplant ist! Jede Operation im Bereich des Bauchraums bedeutet ein erhöhtes Risiko für einen Darmverschluss. Bitte lassen Sie sich beraten, wenn sie eine bereits durch Komplikationen auffällig gewordene Gallenblase haben.

WICHTIG

Für viele der ernsthaften Erkrankungen des Bauchraums, zum Beispiel den Darmverschluss oder die Gallenwegsentzündung, gibt es für medizinische Laien keine wirklich sinnvolle Handlungsoptionen. Sie sollten innerhalb von Stunden professionell versorgt werden. Deshalb bei Warnzeichen oder Unsicherheit frühzeitig eine funkärztliche Beratung in Anspruch nehmen!

Einwirkung von Hitze, Kälte oder Wasser

Einwirkung von Hitze, Kälte und Wasser sind an Bord häufig und können lebensbedrohlich werden:

- Ertrinken
- Unterkühlung
- Erfrierungen
- Sonneneinwirkung
- Verbrennungen

Ertrinken

Eintauchen ins Wasser mit anschließender Störung der Atmung, vor allem durch eine Panikreaktion. Gefährlich sind die schnell eintretenden Symptome einer Unterkühlung.

Ursachen

- Sturz ins Wasser: Unfall, plötzliche Bewusstlosigkeit
- Während eines Aufenthaltes im Wasser: beim Tauchen, plötzliche Erkrankung

Wie erkennen?

- Symptome der Unterkühlung (Tafel 50)

Was kann passieren?

Im Wasser:

- Durch die Panikreaktion: „Einatmen" von meist geringen Wassermengen, hohe Atemfrequenz, Anstieg von Puls und Blutdruck
- Bei Vorerkrankungen, vor allem des Herzens: sofortiges Versterben (z. B. durch Herzinfarkt oder Herzrhythmusstörungen)
- „Einatmen" von Gischt: bei längerem Treiben im Wasser sind auch größere Wassermengen möglich
- Bei plötzlicher Bewusstlosigkeit: sofortiges Ersticken möglich
- Die Möglichkeit des Betroffenen zur Mitwirkung an der eigenen Bergung nimmt schnell ab, Kraft und Koordination sind gestört

Während der Rettung:

- Gefahr des Erbrechens: Magen kann mit verschlucktem Wasser gefüllt sein
- Aspiration: Mageninhalt gelangt während der Bergung oder im weiteren Verlauf aufgrund verminderter Schutzreflexe in die Atemwege. Mögliche Folgen: vollständiger Verschluss der Atemwege (Tafel 17 f.), Lungenentzündung
- Wasseransammlung in der Lunge (Lungenödem): Ursache ist meistens nicht von außen aufgenommenes Wasser, sondern Herzschwäche nach einem Ertrinkungsunfall
- „Bergungstod": Durch den verminderten Wasserdruck beim Bergen kommt es zum Blutdruckabfall mit Schock oder Bewusstlosigkeit (Tafel 11 ff.)

Was tun?

- Verhaltensregeln für Betroffene im Wasser: wenig bewegen, Bekleidung anlassen, „Embryonalhaltung" (Abb. 33), bei mehreren Personen: dicht zusammenbleiben
- Bergung: wenn möglich in horizontaler Körperlage
- Wenn nicht möglich (meistens): möglichst schnelle Bergung, an Bord **sofort** Schocklagerung (siehe Abb. 29), Vitalparameter überprüfen, eventuell wiederbeleben (Tafel 13)

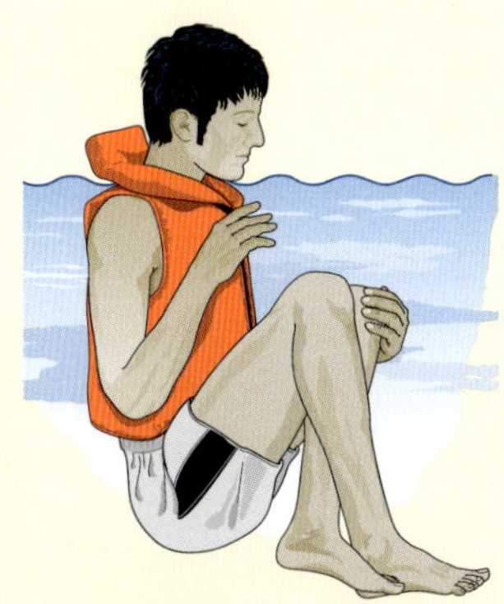

Abb. 33: Embryonalhaltung.

> **Ob ein kräftiges Mitglied der Mannschaft zur Bergung das Schiff verlässt, ist immer eine Einzelfallentscheidung.**
> **Den Personen im Wasser wegen möglicher Panik nur von hinten nähern.**

Unterkühlung

Unterkühlung bedeutet einen Abfall der Körpertemperatur auf weniger als 36 °C, zum Beispiel durch eine erhöhte Wärmeabgabe im Wasser; sie ist abhängig von Umgebungsbedingungen wie Wasser- oder Außentemperatur und von individuellen Faktoren, etwa Bekleidung, Körperbau oder Vorerkrankungen. Typisch bereits in frühen Stadien sind verminderte Reaktionen, Kraft und Koordinationsfähigkeit, im Verlauf kommt es zu Störungen der Vitalparameter.

BEACHTEN SIE

- **Eine funkärztliche Beratung ist unbedingt notwendig ab Stadium II ohne sichere Verbesserungstendenz.**
- **Kinder kühlen schneller aus, die Wahrscheinlichkeit einer vollständigen Erholung ist bei ihnen dadurch jedoch höher.**
- **Eine Messung der Körpertemperatur ist nicht notwendig; die Behandlung richtet sich ausschließlich nach den Symptomen.**
- **Nie Alkohol „zum Aufwärmen" geben – dadurch wird die Wärmeabgabe verstärkt!**
- **Kein aktives Erwärmen, keine heißen Umschläge, kein „Ankuscheln"!**
- **Die Defibrillation bei starker Unterkühlung ist wenig erfolgversprechend – im Notfall trotzdem versuchen!**

Wie erkennen?	Was tun?
Stadium I • Erregungsstadium: *mit Zittern* • Körpertemperatur 36–33 °C	**Stadium I** • Warm lagern, warme Getränke geben • Betroffene in Maßen selbst bewegen lassen (Be- und Entkleiden) • Zeichen der Verbesserung: Zittern hört auf, Betroffener ist „wach" oder leicht erweckbar
Stadium II • Erschöpfungsstadium: *ohne Zittern*; • **Bewusstsein**, Reflexe, Kraft und Koordination vermindert • Atemfrequenz abnehmend • Körpertemperatur 33–30 °C	**Stadium II** • Warm lagern, schluckweise warme Getränke geben • Nicht bewegen lassen, Kleidung mit Schere entfernen • möglichst nur horizontale Körperposition • Ständig beaufsichtigen • Zeichen der Verbesserung: Zittern
Stadium III • Lähmungsstadium: Bewusstsein, Reflexe, Kraft und Koordination stark reduziert • Herzrhythmusstörungen sehr wahrscheinlich • Körpertemperatur weniger als 30 °C	**Stadium III und IV** • Kein Puls, keine Atmung → wiederbeleben (Tafel 13) • Puls vorhanden, keine Atmung → beatmen (Tafel 13) • Puls und Atmung vorhanden → stabile Seitenlage (Tafel 12) • Vitalparameter häufig überprüfen (Tafel 10)
Stadium IV • Scheintod: keine Vitalparameter feststellbar	

Wer zittert, ist zunächst nicht gefährdet!

Erfrierungen

Bei Erfrierungen an Bord sind einzelne Körperregionen von einer Kälteeinwirkung betroffen, meistens Gesicht, Hände oder Füße.

Ursachen

- Kälteeinwirkung bei verminderter Durchblutung durch feuchte und enge Bekleidung

Wie erkennen?

- Frühphase: Kältegefühl, Schmerzen, Schwellung, Hautrötung
- Später: Schmerzen und Kältegefühl nehmen ab, tiefrot-violette Färbung der Haut, Gewebeverhärtung
- Spätphase: Schmerzfreiheit, weißliche Verfärbung der Haut

Was kann passieren?

- Mit nachlassenden Schmerzen werden die Erfrierungen nicht mehr beachtet und behandelt
- Großflächige Gewebeschäden, in der Folge Infektion und Organschäden
- **Kompartmentsyndrom:** Aufgrund der Schwellung erhöhter Gewebedruck, verringerte Durchblutung und dadurch Schädigung von Nerven und Organen **(Tafel 56)**

Was tun?

- Der Betroffene muss sich aktiv bewegen – passiv bewegen hilft nicht!
- Langsame Erwärmung fördern: Wasserbad oder warme Umschläge (35–40 °C)
- Druck durch Aufliegen vermeiden
- Kein Reiben oder Massieren – dadurch können Gewebeschäden verstärkt werden!

BEACHTEN SIE

Eine Erfrierung kann lebensgefährlich werden, wenn sie nicht behandelt wird. Vorsorglich sollte immer warme, trockene und nicht beengende Kleidung getragen werden; exponierte Körperteile wie Nase, Ohren, Zehen oder Finger sollten immer besonders geschützt werden.

Sonneneinwirkung

Auf See ist die Intensität der Sonnenstrahlen durch Reflexionen um ein Vielfaches erhöht; die Sonneneinwirkung wird durch den kühlenden Wind häufig unterschätzt.

Ursachen

- **Sonnenbrand:** Hautreaktion nach Sonneneinstrahlung auf die Haut
- **Sonnenstich:** Gehirnschwellung nach Sonneneinwirkung bei ungeschütztem Kopf
- **Hitzeerschöpfung:** Flüssigkeitsverlust bei geringer Flüssigkeitsaufnahme
- **Hitzschlag:** Wärmeaufnahme bei ungenügender Wärmeabgabe (feste Kleidung)

Wie erkennen?

- **Sonnenbrand:** typische Hautveränderungen (Verbrennungen bis Grad IIA; Tafeln 52 und 53)
- **Sonnenstich:** starke Kopfschmerzen, Schwindel, Bewusstseinsstörung bis zum Koma, Muskelkrämpfe

- **Hitzeerschöpfung:** Erschöpfung, beschleunigter Puls, niedriger Blutdruck, Kopfschmerzen, Blässe, selten Krämpfe und Muskelschmerzen
- **Hitzschlag:** Erschöpfung, beschleunigter Puls, niedriger Blutdruck, Bewusstseinsstörung, erhöhte Körpertemperatur, gerötete Haut

Was könnte es sonst sein?

- Seekrankheit (Tafel 74)
- Unterkühlung (Tafel 50)
- Bewusstseinsstörung (Tafel 34)

Was kann passieren?

- Lebensgefährliche Bewusstseinsstörungen (Tafel 11)

Was tun?

- **Immer:** ausreichende Flüssigkeitszufuhr, weitere Sonneneinwirkung vermeiden
- **Sonnenbrand:** siehe unten (Verbrennungen)
- **Sonnenstich:** mit erhöhtem Oberköper lagern, kalte Umschläge; bei milder Symptomatik nur Kopf kühlen
- **Hitzeerschöpfung:** bei verminderter Herzkraft hinlegen, eventuell Schocklagerung
- **Hitzschlag:** mit erhöhtem Oberköper lagern, kalte Umschläge
- Medikamente verabreichen (Tafel 73)

BEACHTEN SIE

Zu starke Sonneneinstrahlung kann lebensgefährlich werden, wenn keine Behandlung erfolgt. Vorsorglich sollte man viel trinken (keinen Alkohol!), sich möglichst im Schatten aufhalten und angemessene Kleidung tragen. Und bedenken Sie: Sonnenschutzmittel schützt nur vor Sonnenbrand!

Verbrennungen

Brandwunden gehören zwar nicht zu den häufigsten Verletzungen an Bord, sind aber schmerzhaft und infektionsgefährdet. Sie müssen daher konsequent behandelt werden.

Ursachen

Hitzeeinwirkung durch

- offenes Feuer und heiße Oberflächen
- Sonnenstrahlung
- mechanische Reibung (z. B. Leinen)

Wie erkennen?

Die Einteilung erfolgt nach Verbrennungsgrad und Ausdehung.

Verbrennungsgrad:

- I°: Oberflächlich, Rötung, Schmerzen
- II°A: Rötung, Blasen, Schmerzen
- II°B: Rosa-weißlich, Blasen, wenig Schmerzen
- III°: Weiß, lederartig, keine Schmerzen
- IV°: Verkohlung

Ausdehnung:

Akute Lebensgefahr besteht, wenn die Verbrennung mehr als 15 Prozent der Körperoberfläche betrifft. Die prozentuale Ausdehnung der Brandwunden – bezogen auf die Körperoberfläche (KOF) – ist wichtig für die Behandlung. Sie kann zügig entweder nach der Neunerregel (Abb. 35) oder einfacher nach der Ein-Prozent-Regel (Abb. 34) bestimmt werden.

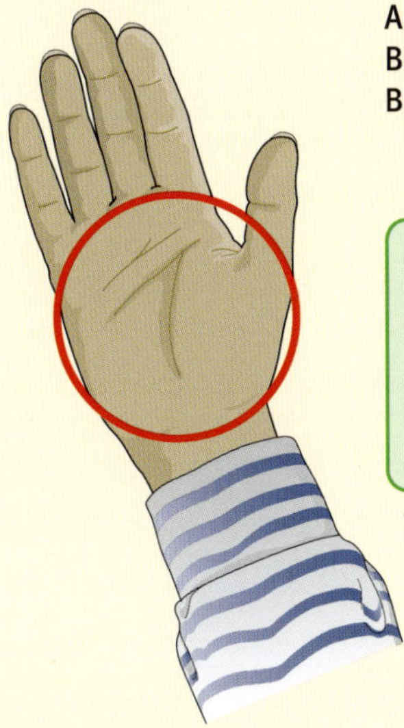

Abb. 34: Ein-Prozent-Regel zur Bestimmung der Ausdehnung von Brandwunden.

Die Handinnenfläche ohne Finger der betroffenen Person (roter Kreis) entspricht etwa 1 % der Körperoberfläche (gilt für alle Altersgruppen).

Was kann passieren?

- Fehleinschätzung der Gefahr bei nur geringen Schmerzen ab Grad II°B
- Verbrennungskrankheit: Lebensgefahr durch Flüssigkeitsverlust und Absterben von Gewebe
- Rauchgasinhalation: Hinweise sind verbrannte Augenbrauen, Wimpern oder Nasenhaare, Ruß vor den Nasenlöchern, Heiserkeit, Schluckschwierigkeiten. Gefahr: schwere Atemstörung auch Stunden später

BEACHTEN SIE

Verbrennungen und Verbrennungsschock sind gefährlich und verlaufen auch unter optimalen Bedingungen im Krankenhaus häufig problematisch.

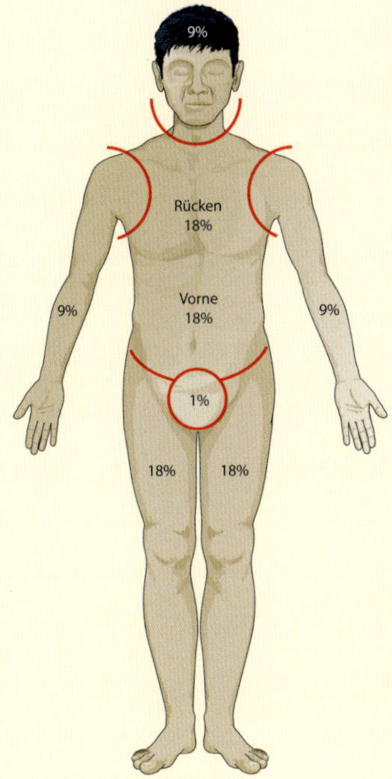

Abb. 35: Neunerregel zur Bestimmung der Ausdehnung von Brandwunden bei Erwachsenen.

9%: jeweils ein Arm, Kopf
18%: jeweils ein Bein, Oberkörper vorne, Oberkörper hinten
1%: Genitalbereich

Was tun?

Erstmaßnahmen

- Hitzezufuhr stoppen: Mit Wasser löschen, Flammen mit Decke ersticken, eventuell ins Wasser springen
- Kühlung: Für 15 Minuten mit handwarmem Wasser oder kühlen Lappen (kein Eis!), möglichst beschränkt auf das betroffene Areal
- Kühlung beenden, wenn die betroffene Person friert
- Im Anschluss vor Auskühlung schützen (Rettungsdecke)
- Medikamente verabreichen (Tafel 73)

Weiterbehandlung – an Land

- Wunde mit beschichteter Wundauflage steril abdecken
- Bei Bedarf Schmerzmittel geben
- Arzt aufsuchen!

Keine Kühlung, wenn mehr als 30% der Körperoberfläche betroffen sind, denn damit steigt die Infektionsgefahr.

Weiterbehandlung – wenn keine Hilfe erreichbar

- Wunden sorgfältig säubern: mit abgekochtem Wasser oder Infusionsflüssigkeit (siehe Abb. 52)
- Instrumente reinigen (Tafel 64)
- Verbleibenden Schmutz mit Pinzette entfernen
- Brandblasen nicht öffnen!
- Brandwunden feucht halten: Brandwunden- (11.5) oder Fettsalbe (11.4 der Medikamentenliste) dünn und steril auftragen (Holzspatel), mit Fettgazeplatten abdecken; Alternativen: Speiseöl (vorzugsweise Olivenöl), Honig
- Brandwunden schützen: Zusätzlich mit Wundauflage abdecken, locker mit Mull fixieren
- Auf Entzündungszeichen achten (Tafel 22)
- Auf ausreichende Flüssigkeitsaufnahme achten
- Infektionen vermeiden: alle 24 Stunden Verband wechseln, abgestorbene Haut (Infektionsquelle!) mit Pinzette, Schere und Skalpell entfernen

Verbrennungen können lebensgefährlich werden, wenn sie nicht versorgt werden. Daher ist eine funkärztliche Beratung notwendig. Orientierend ist in folgenden Fällen eine schnelle ärztliche Versorgung empfehlenswert, bei Bedarf auch durch Abbergen:

- Wenn mehr als 10 % der Körperoberfläche betroffen sind
- Bei jeder Verbrennung III° oder IV°
- Wenn Hände, Gesicht, Genitalien oder große Gelenke betroffen sind
- Bei Hinweisen auf eine Rauchgasinhalation
- Großzügige Indikation zur funkärztlichen Beratung bei Kindern und Erwachsenen über 60 Jahre

Für die Versorgung benötigte Materialien

- Untersuchungshandschuhe
- Spüllösung, am besten steril (z. B. Infusionsflüssigkeit), Spülkanülen
- Pinzette, Skalpell, Schere
- Holzspatel
- Gaze-Wundauflagen, beschichtete Wundauflagen (nicht verklebend), Mullbinden
  Wichtig: Die silberne Seite von aluminiumbeschichteten Auflagen gehört auf die Wunde.
- Brandwundensalben: siehe Medikamente (Tafel 70)
- Säubern Sie Instrumente vor jedem Gebrauch (Tafel 64)!
- Medikamente: funkärztliche Beratung (Tafel 73)

Bei Brandwunden besteht eine hohe Entzündungsgefahr. Sauber arbeiten, das heißt häufig die eigenen Hände und die Instrumente desinfizieren!

Kleines orthopädisch-chirurgisches Lexikon

Obere Extremitäten: Arme
Untere Extremitäten: Beine
Neutralposition: Extremitäten-Position in Entspannung
Prellung (Kontusion): Quetschung von Haut, Muskeln, Knochen oder Organen, die Haut kann unverletzt bleiben
Verstauchung (Distorsion): vorübergehende Trennung von Gelenkflächen
Verrenkung (Luxation): dauerhafte Trennung von Gelenkflächen
Verschiebung (Dislokation): Lageveränderung nach Luxation oder Knochenbrüchen
Lagekorrektur (Reposition): Versuch, eine Dislokation zu korrigieren oder in eine schmerzfreie Position zu bringen
Knochenbruch (Fraktur): Trennung eines Knochens

Zu den wichtigsten Erkrankungen und Verletzungen des Bewegungsapparates an Bord gehören:
- Prellungen
- Verstauchungen
- Verrenkungen
- Knochenbrüche

Eine sichere Unterscheidung ist aber häufig nicht möglich.
Häufig betroffen sind im Wassersport:
- Kopf
- Rippen
- Sprunggelenk
- Handgelenke
- Finger
- Unterarm

Bei größerer Krafteinwirkung (z. B. Sturz, Schlag mit dem Baum) können auch folgende Strukturen betroffen sein:
- Oberarm
- Unterarm
- Schulter (meist Verrenkungen)
- Schlüsselbein
- Wirbelsäule
- Unterschenkel

Sehr selten sind Verletzungen von Oberschenkel und Becken.
Manche der Verletzungen können mit einfachen Handgriffen versorgt werden; andere erfordern ein hohes Maß an medizinischem Wissen.
Die Grundversorgung bei den Verletzungen des Bewegungsapparates ist immer gleich, lediglich Verrenkungen und Knochenbrüche erfordern womöglich ein komplexeres Vorgehen.

Wie erkennen?

- Schmerzen
- Schwellung
- (Schmerzhafte) Bewegungseinschränkung
- Bei Verrenkungen und Brüchen: Fehlstellungen
- Sichere Frakturzeichen bei Knochenbrüchen:
  - Knochenreiben
  - Achsenfehlstellung
  - Abnorme Beweglichkeit
  - Sichtbar gebrochener Knochen
  - Offener Bruch: sichtbare Knochenenden, Wunde im Bereich des Knochenbruches
  - „Fast sicheres“ Bruchzeichen: Stauchungsschmerz (z. B. bei Verdacht auf Unterschenkelbruch Sprunggelenk bei gestrecktem Bein in Richtung Hüfte drücken)
- Unsichere Frakturzeichen bei Knochenbrüchen:
  - Schmerz
  - Schwellung
  - Veränderung der Form (Kontur)
  - Funktionseinschränkung
  - Freiliegender Knochen ohne sichtbaren Bruch

Was kann passieren?

Weitere mögliche Schäden sind:

- Bänderdehnung oder Bänderriss
- Einblutung in das Muskelgewebe: Bluterguss (Hämatom)
- Starke Blutung bei Verletzungen von Brustkorb, Becken, Oberschenkel und an inneren Organen
- Nerven- und Knorpelschäden
- Dauerhafte Funktionseinschränkungen nach größeren Unfällen
- Kompartmentsyndrom

Kompartmentsyndrom

Komplikation nach Verletzungen, meistens an Unterarm- und Unterschenkel.

Wie erkennen? Harte Schwellung im Bereich einer Verletzung, abnehmende Empfindlichkeit (Tafel 24) hinter der Verletzung, verlängerte Nagelprobe (Tafel 26), Pulsoximetrie (Tafel 30).

Was kann passieren? Schwellung mit Durchblutungsstörung, Nerven- und Muskelschäden, weitere Schäden, v.a. an den Nieren

Was tun? Ein Kompartmentsyndrom ist lebensgefährlich! PECH-Schema ohne Kompression und Hochlagerung anwenden, schnell professionelle Hilfe einholen (funkärztliche Beratung!).

Was tun nach einem Unfall?

Wichtig ist es, Schwellungen und Schmerzen durch Kühlen und Ruhigstellen zu vermeiden.

Basisbehandlung

- Ersteinschätzung (Tafel 4)
- Untersuchung, **Body-Check** (Tafel 33)
- **PECH-Schema** anwenden (siehe Kasten rechts)
- Bei Hinweisen auf eine Beteiligung von Kopf oder Wirbelsäule: Immobilisationskragen anlegen (Tafel 59)
- Medikamente verabreichen nach funkärztlicher Beratung (Tafel 73)

PECH-Schema

- **P**ause: Betroffenes Körperteil ruhigstellen, bei Bedarf stabilisieren (Stabilisierungsschiene, Tafel 60)
- **E**is: Schnellstmöglich für 30–45 Minuten kühlen, zum Beispiel mit selbstkühlenden Kühlaggregaten
- **C**ompression: Mit Fixierbandagen (Idealbinden) wickeln
- **H**ochlagern: In der Akutphase und an den folgenden Tagen mehrmals täglich

Besonderheiten bei der Versorgung von Verrenkungen und Knochenbrüchen

- Lagekorrektur
- Stabilisierung und Ruhigstellung

Lagekorrektur

Vor jeder Lagekorrektur erfolgt zunächst die Basisbehandlung. Vorbedingungen für eine Lagekorrektur sind:

- Hinweise auf einen Knochenbruch oder eine Verrenkung.
- Eine Stabilisierung ohne Lagekorrektur bringt keine ausreichende Schmerzlinderung.
- Es gibt Komplikationen: Hinweise auf Nervenschäden (Tafel 24) oder Gefäßschäden (Tafel 26, Pulsoximetrie Tafel 30).
- Eine professionelle Versorgung steht innerhalb von 5–10 Stunden nicht zur Verfügung.
- Der Betroffene ist einverstanden.
- Die Maßnahme wird während einer funkärztlichen Beratung empfohlen.

Ziele

- Schmerzen reduzieren
- Durchblutung erhalten
- Gewebe- und Nervenschädigung vermeiden

Was kann passieren?

- Nach Lagekorrektur ist eine erneute Dislokation immer möglich
- Der Versuch einer Lagekorrektur kann Gewebe-, Nerven- oder Gefäßschäden verursachen – daher nicht leichtfertig durchführen!

Hinweise

- Lagekorrektur und Ruhigstellen sind sehr schmerzhaft und technisch schwierig, die Gabe von Schmerzmitteln ist empfehlenswert (Tafeln 77 und 80)
- Für Laien ist nur die Lagekorrektur von Sprunggelenk, Unterschenkel, Unterarm, Fingerknochen und Schulter möglich
- Nach einer erfolgreichen Lagekorrektur ist eine professionelle Versorgung weiter notwendig

So geht's

- Prinzip: Zug- und Gegenzug in der Längsachse der betroffenen Extremität
- Hinweise auf eine erfolgreiche Lagekorrektur: verbesserte Durchblutung (Hautfarbe, Puls, Sauerstoffsättigung), Sensibilität, Normalisierung der Hautfarbe, weniger Schmerzen
- Zug bis zur erfolgten Ruhigstellung (Stabilisierung) aufrechterhalten

Lagekorrektur am Unterarm

- Daumenseitig an der Hand ziehen, zum Beispiel mit einer über eine Winsch gelegte Leine

Lagekorrektur am Sprunggelenk

- Eine Hand umfasst den Außenknöchel und zieht den Fuß kontinuierlich nach unten (Abb. 38)
- Die andere Hand umfasst das Bein am Innenknöchel und drückt dort dagegen

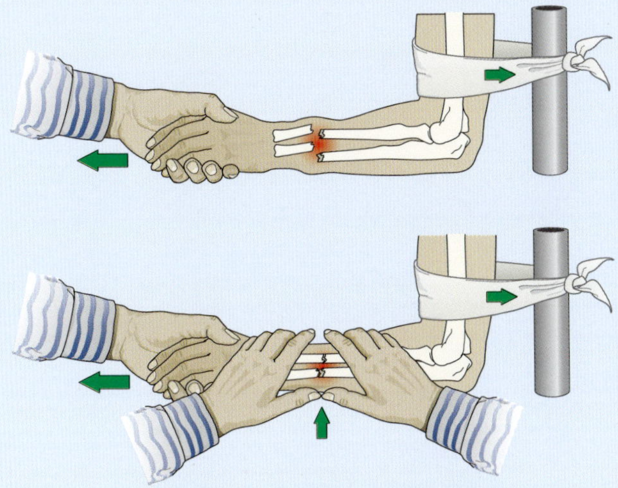

Abb. 36: Lagekorrektur am Unterarm.

WICHTIG

Hinter der Schienung oder dem Verband sollte der Puls weiterhin tastbar sein. Hinweise für eine Verschlechterung sind eine blasse oder blau verfärbte Haut und Kribbeln oder Gefühlslosigkeit. Öfter durchzuführen sind:

- **Pulstasten, Nagelprobe, Pulsoximetrie (Tafel 26)**
- **Überprüfung der Empfindlichkeit (Tafel 24)**

Bei Verschlechterung, wenn möglich, einengende Verbände oder Schienen lösen.

- Nach erfolgreicher Lagekorrektur: Fuß in 90-Grad-Stellung zum Unterschenkel stabilisieren

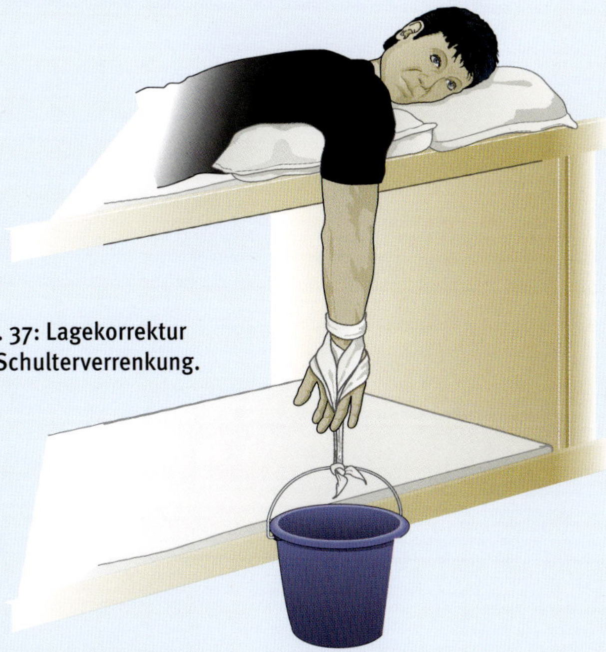

Abb. 37: Lagekorrektur bei Schulterverrenkung.

Lagekorrektur bei Schulterverrenkung

- Der Arm wird um etwa 45 Grad nach außen gedreht (Abb. 37)
- Das Gewicht im Eimer wird allmählich gesteigert
- Der Eimer schwingt in der Patientenlängsachse (bis max. 30°)
- Nach erfolgreicher Repositionierung den Arm durch Dreiecktuch ruhigstellen

Manche Menschen neigen zu Schulterverrenkungen; in diesem Fall empfiehlt es sich, vor einer Reise die Lagekorrektur zu üben (Hausarzt, Orthopäde).

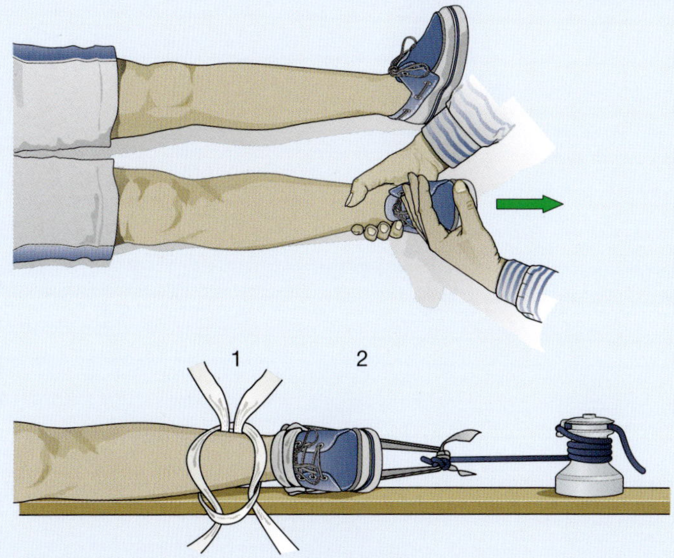

Abb. 38: Lagekorrektur am Sprunggelenk.

Stabilisierung und Ruhigstellung

Möglichkeiten der Stabilisierung:

- Immobilisationskragen (Stifneck®): zur Stabilisierung der Halswirbelsäule
- Stabilisierungsschiene (Splint): ausreichende Stabilisierung möglich
- Cast-Schienen: optimale Stabilisierung; teuer, aber für Langfahrten sehr empfehlenswert
- Aufblasbare Schienen: gewebeschädigend; nur zur Überbrückung (Transport) anwenden
- Alternativen: gerollte Zeitung, Kissen, Bretter oder Ruder (siehe Abb. 41); nur als Notlösung geeignet

Immobilisationskragen (Stifneck®) anlegen

Der Immobilisationskragen (Stifneck®) dient der Stabilisierung der Halswirbelsäule nach einem Sturz, bei dem möglicherweise die Wirbelsäule verletzt wurde. Der Kragen sollte vor der Bergung angelegt werden. Er ist in einer Erwachsenen- und einer Kindergröße erhältlich. Eine zu große Manschetteneinstellung kann zur Überstreckung, eine zu kleine zur Instabilität der Halswirbelsäule führen – trainieren Sie vor Reiseantritt den Gebrauch.

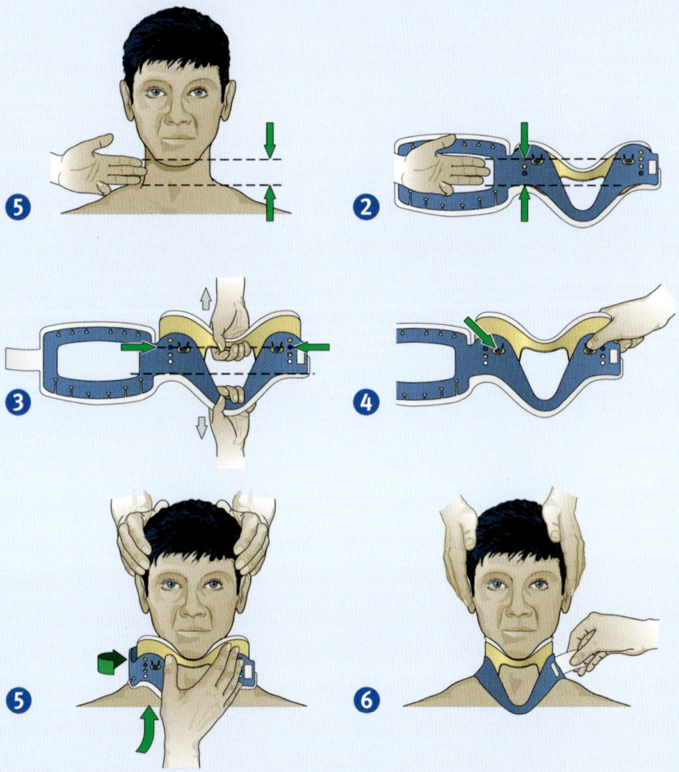

Abb. 39: Immobilisationskragen (Stifneck®) anlegen.

WICHTIG

Die Immobilisation ist nicht vollständig – daher alle unnötigen Bewegungen vermeiden. Kragen nicht entfernen, bis ein Röntgenbild eine Verletzung bestätigt oder ausschließt. Eine weiche Halskrause (z.B. gerollte Zeitung, Schaumstoffschiene) ist keine Alternative!

WICHTIG

Nach der Erstversorgung sollte der Immobilsationskragen bei Bewusstseinsminderung angelegt bleiben, ansonsten ist er wahrscheinlich nicht notwendig – funkärztliche Beratung.

So geht's

- **Kragengröße einstellen:** Mit den Fingern den Abstand zwischen Schultern und Kinn abmessen, entsprechende Kragengröße einstellen (Abb. 39: 1 – 3)
- **Arretieren** der gewählten Größe (4).
- **Anbringen:**
  - Die Kinnstütze von unten kommend unter das Kinn schieben (5). Bei liegenden Personen zunächst die Manschettenrückseite unter dem Hals durchschieben, anschließend die Kinnstütze anlegen
  - Unbedingt beachten: der Kopf ist gerade mit Blick nach vorne (Neutralstellung); optimal ist ein leichter Zug nach oben (5)
- **Fixieren:** den vorderen Teil festhalten, die Rückseite festziehen (6)

WICHTIG

Möglichst immer Stabilisierung aller benachbarten Gelenke: Bei einem verletzten Unterarm werden Hand- und Ellenbogengelenk fixiert; ein gebrochener Oberschenkel wird an den anderen Oberschenkel fixiert.

Stabilisierungsschiene (Splint) anlegen - Beispiele

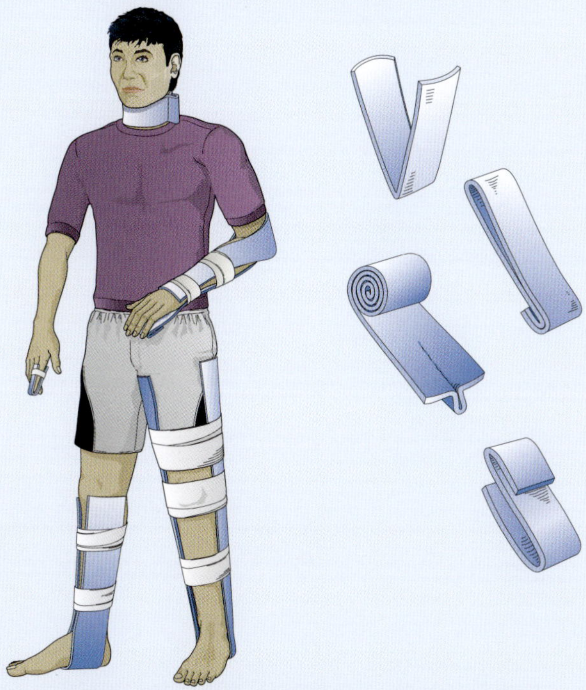

Abb. 40: Stabilisierungsschiene (Splint) anlegen. Teile der Schiene können abgeschnitten werden.

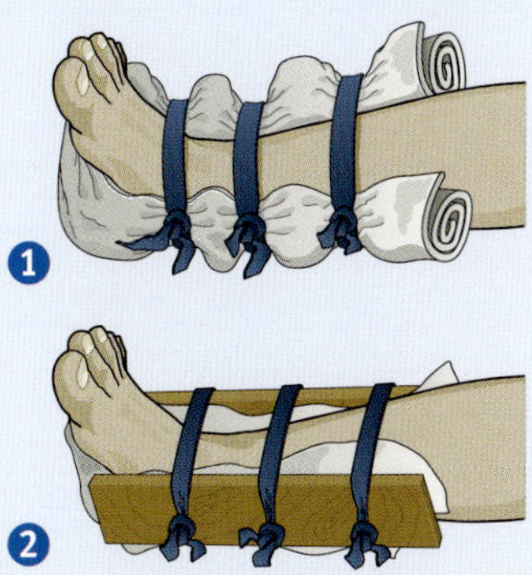

Abb. 41: Stabilisierung des Sprunggelenks. Schienung mit ...

1. gerolltem Tuch oder Zeitung
2. Brettern

Ruhigstellung von Kniegelenk und Unterschenkel

- Ferse zur Vermeidung von Druckstellen gut abpolstern
- Bei der Verwendung von Schienen den Fuß in einer Stellung von 90 Grad zum Unterschenkel fixieren

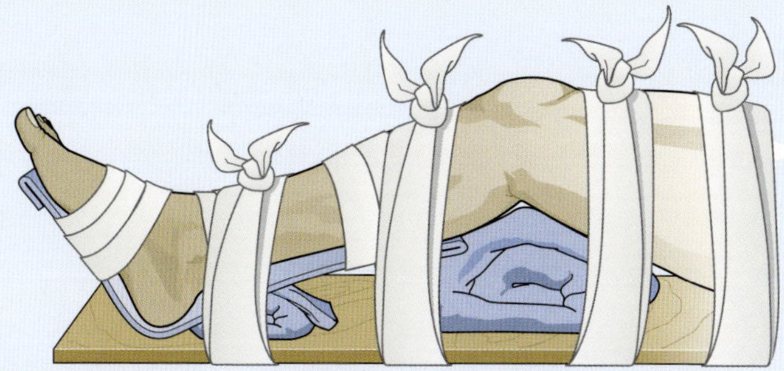

Abb. 42: Ruhigstellung von Kniegelenk und Unterschenkel.

Ruhigstellung von Fingern, Hand, und Unterarm

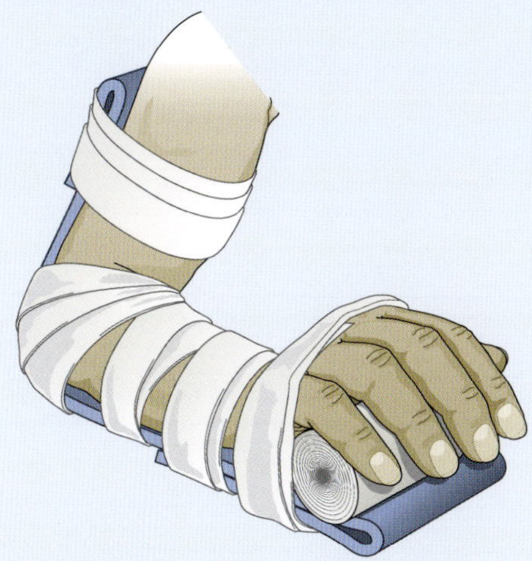

Abb. 43: Stabilisierung von Fingern, Hand, und Unterarm.

Ruhigstellung bei Rippen- oder Schlüsselbeinbruch

Auf der Bruchseite Dreiecktuch wie in Abb. 44 verwenden, bei Rippenbruch Arm zusätzlich mit breiten Binden am Oberkörper fixieren (Abb. 45). Bei schwerer Luftnot siehe Tafel 40.

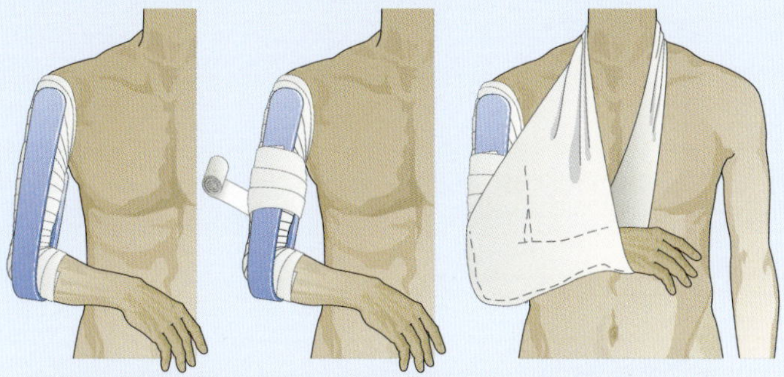

Abb. 44: Ruhigstellung von Oberarm, Ellenbogen- und Schultergelenk.

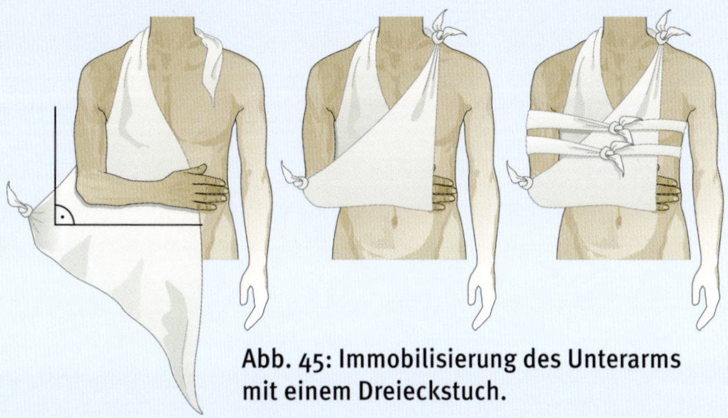

Abb. 45: Immobilisierung des Unterarms mit einem Dreieckstuch.

Ruhigstellung von Becken und Wirbelsäule

- Bei Becken- und Wirbelsäulenbrüchen ganzen Körper ruhigstellen (z. B. auf Plichtgräting oder Holzbrett; Abb. 46)
- Beine umwickeln (Decke, Riemen)
- Decke zum Abpolstern zwischen die Beine legen
- Füße nach innen gedreht fixieren

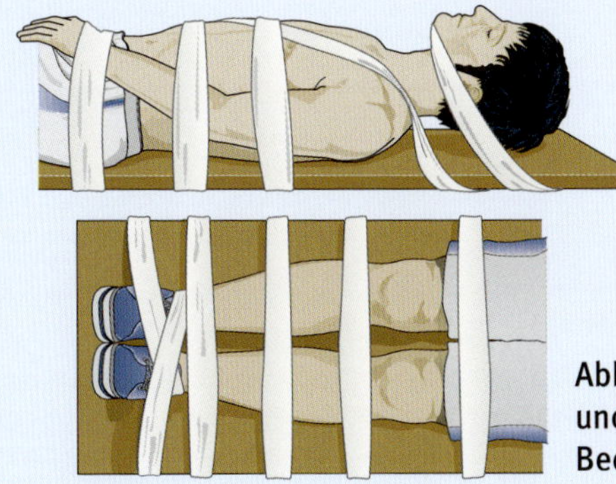

Abb. 46: Stabilisierung und Ruhigstellung von Becken und Wirbelsäule.

Versorgung von offenen Knochenbrüchen

- Steht **Hilfe** innerhalb von ca. 10 Stunden zur Verfügung:
  - Bei grober Verschmutzung: Spülen, am besten mit Infusionsflüssigkeit, alternativ mit abgekochtem Wasser (siehe Abb. 51 und 52)
  - Steril abdecken
- Steht **keine Hilfe** innerhalb von ca. 10 Stunden zur Verfügung:
  - Fremdkörper und totes Gewebe entfernen (Pinzette und Skalpell) – sauber arbeiten!
  - Spülen, am besten mit Infusionsflüssigkeit, alternativ mit abgekochtem Wasser (siehe Abb. 51 und 52)
  - Lagekorrektur versuchen, stabilisieren (Tafeln 56 bis 58)
  - Erneut die Wunde reinigen
  - Die Wunde mit Wundauflagen abdecken

  Wichtig: Kein Wundverschluss durch Wundklammerpflaster oder Wundnaht!
- Unbedingt professionelle Hilfe organisieren!

Offene Knochenbrüche sind sehr infektionsgefährdet und müssen immer professionell versorgt werden!

Augenreizung und Augenentzündung

Ursachen: häufig Reizung durch Wind und starkes Sonnenlicht, selten Entzündungen

Wie erkennen? Rötung, Tränenfluss, Juckreiz, bei Infektion: Eiter

Bei Entzündungen hilft häufiges Spülen (Augendusche). Antibiotische Salben nur bei Hinweisen auf eine bakterielle Infektion anwenden. Bei Neigung zu Bindehautentzündungen konsultieren Sie Ihren Hausarzt vor der Reise.

Fremdkörper im Auge

Ursachen: Sand, Insekten, Seewasser

Wie erkennen? Schmerzen, starker Tränenfluss

Untersuchung: Augen öffnen, von der Seite beleuchten. Falls das nicht reicht: Ektropionieren (Abb. 48)

Ein Fremdkörpergefühl bleibt häufig auch nach Entfernung des Fremdkörpers bestehen. Besteht ein Fremdkörpergefühl für länger als 12 Stunden, oder handelt es sich um eine größere Augenverletzungen, muss auf jeden Fall ein Arzt kontaktiert werden!

Augenverletzung

Ursachen: Werkzeug, Glas- oder Metallsplitter

Wie erkennen? Häufig durch den Unfallmechanismus, ansonsten schwierig: Blutung, formveränderte Pupille, verminderte Sehfähigkeit

Was tun bei Entzündungen und Verletzungen des Auges?

Einfache Fälle (unkomplizierte Reizung oder Entzündung, unkomplizierte Fremdkörper):

- Spülen mit Augendusche oder Wasserflasche (Abb. 47)
- Nicht festsitzender Fremdkörper: mit Tupfer entfernen

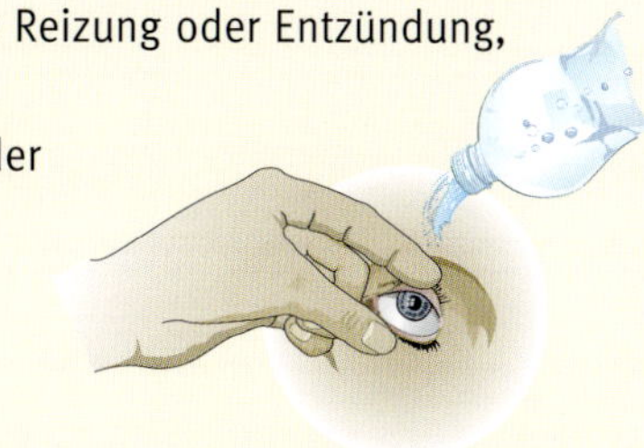

Abb. 47: Augenspülung.

Schwierige Fälle (festsitzende Fremdkörper, Verletzung):

- Medizinische Beratung einholen
- Festsitzender Fremdkörper: Ist in absehbarer Zeit kein Arzt erreichbar, versucht man, den Fremdkörper mit einem stumpfen Gegenstand zu entfernen. Metallsplitter eventuell mit einem Magneten mobilisieren
- Verletzung: Jeden Druck und jede Augenbewegung vermeiden, Auge säubern und beide Augen locker verbinden, schnellstmögliche ärztliche Versorgung
- Medikamente verabreichen (Tafel 75)

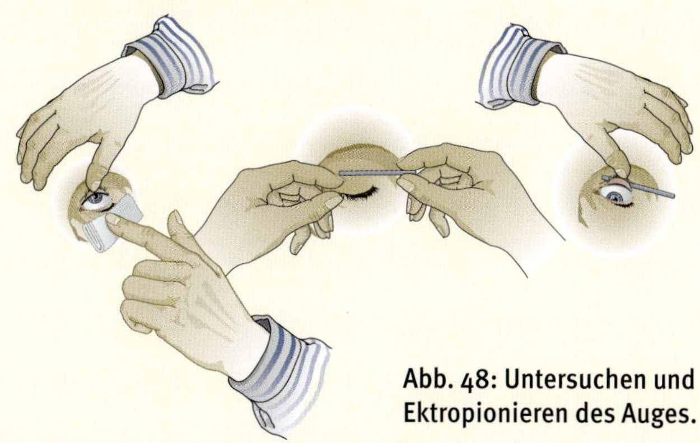

Abb. 48: Untersuchen und Ektropionieren des Auges.

Nasenbluten

Nasenbluten ist meist ungefährlich und die Blutungsquelle in den vorderen Anteilen der Nase lokalisiert.

Ursache: Verletzung

Was tun?

- Nasenflügel etwa 15 Minuten zusammendrücken
- Kopf nach vorne beugen
- Kälte in den Nacken (z. B. nasses Handtuch, Kühlaggregat)
- Wenn möglich Blutdruck messen
- Maßnahmen nicht ausreichend? Zusammengerolltes Taschentuch mit Nasentropfen (Tafel 68, Nr. 10) beträufeln, in die Nase einführen und weiter zusammendrücken
- Nicht ausreichend? Möglicherweise liegt die Blutungsquelle weiter hinten und kann nicht mit den Fingern komprimiert werden: Patient muss bei anhaltender Blutung wahrscheinlich evakuiert werden.

Bluterguss unter Finger- oder Zehennagel

Blutergüsse sind meist harmlos und heilen ohne weitere Maßnahmen aus.

Ursache: Verletzung, Stoß

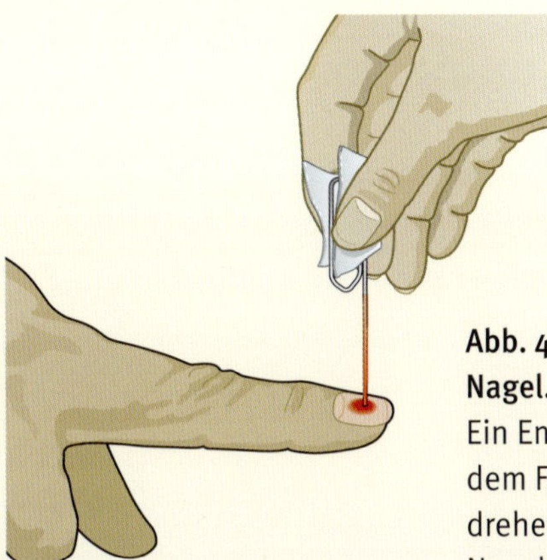

Abb. 49: Druckentlastung am Nagel.
Ein Ende der Klammer mit dem Feuerzeug erhitzen, mit drehender Bewegung den Nagel durchbohren.

Was tun?

- Erste Hilfe: PECH-Schema anwenden (Tafel 56)
- Bei Schmerzen durch zunehmende Schwellung: Druckentlastung zum Beispiel mit einer über einer Flamme erhitzten aufgebogenen Büroklammer (Abb. 49)
- Nagel anschließend desinfizieren, locker bedecken, trocken halten

Angelhaken-Verletzung

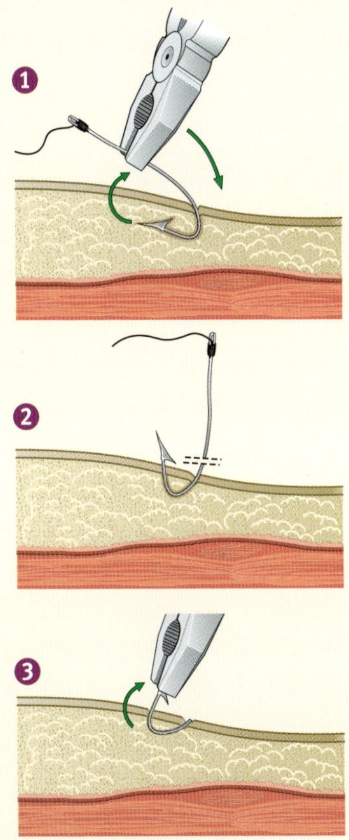

Was tun?

1. Haken ganz durch die Haut stechen (nicht zurückziehen!).
2. Hakenspitze mit einer Zange fixieren und an der Einstichstelle durchtrennen.
3. Spitze und Hakenrest entfernen und mit Basis-Wundversorgung fortfahren (Tafel 64).

Abb. 50: Angelhaken entfernen.

Wundversorgung

Die Haut dient als Barriere gegen Krankheitserreger. Jede Wunde bedeutet eine Störung dieser Funktion. Um Komplikationen zu vermeiden, sollten Wunden sorgfältig versorgt werden.

Grundbegriffe

- Blutstillung: Beenden der Blutung, z. B. durch Kompression
- Wundversorgung: Reinigung und Schutz durch Wundauflagen
- Wundverschluss: Adaption der Wundränder aneinander, z. B. durch Wundklammerpflaster

Materialien zur Wundversorgung

- Wasserfeste Pflaster in verschiedenen Größen
- Pflasterspray: für oberflächliche Wunden und Schürfungen
- Fest klebendes Rollenpflaster (zum Beispiel 2,5 × 500 cm)
- Mull-Wundauflagen
- Wundauflagen, aluminiumbeschichtet: für infektionsgefährdete Wunden (z. B. Verbrennung, offene Knochenbrüche)
- Zur Fixierung von Wundauflagen: Mullbinden, Fixiervlies zum Zuschneiden
- Für größere Wunden: Wundspülkanülen (siehe Abb. 51)
- Für den Wundverschluss: Wundklammerpflaster (Abb. 54), eventuell Nahtmaterial
- Für Problemwunden (z. B. nach Verbrennung): paraffinbeschichtete Wundauflagen
- Instrumente: Wund- und Splitterpinzette, Rasierer, Skalpell, Verband- und Wundschere
- Desinfektionsmittel, sterile Tupfer
- Untersuchungshandschuhe

Mullbinden gibt es als Verbandpäckchen auch fertig vorbereitet – inklusive Wundauflage. Zum Fixieren von Wundauflagen eignet sich eher großflächig haftendes Fixiervlies – es neigt weniger zum Verrutschen und kann überall am Körper fixiert werden.

Vorbereitung der Wundversorgung

Reinigen Sie Instrumente vor der Wundversorgung und gehen Sie sorgfältig vor:

- Instrumente für etwa 20 Minuten in Wasser kochen oder zumindest mit Desinfektionslösung und sterilem Tupfer reinigen.
- Hände säubern und desinfizieren, Untersuchungshandschuhe anziehen und ebenfalls desinfizieren.
- Instrumente an der Patientenseite nicht berühren oder aufliegen lassen.
- Werden die Instrumente während der Arbeit verschmutzt (Fremdkörper aus der Wunde, Eiter): mit Desinfektionsflüssigkeit und sterilem Tupfer oder Wundkompresse reinigen.

WICHTIG

Eine komplette Keimfreiheit (Sterilität) wird durch das Abkochen nicht erreicht!

Basis-Wundversorgung

- Fremdkörper mit sterilem Tupfer oder mit einer (desinfizierten) Wundpinzette entfernen
- Haare im Wundrandbereich (Infektionsgefahr!) mit Schere oder Rasierer entfernen
- Wunde spülen und Wundränder desinfizieren (Tafel 65)
- Mit Wundauflage versorgen und diese fixieren (Mullbinde, Fixiervlies)
- Täglich Verband wechseln; auf Entzündungszeichen achten (Tafel 22).

WICHTIG

Immer den Eigenschutz beachten – bei der Versorgung von Wunden Untersuchungshandschuhe tragen.

So geht's – Wunden spülen

- Wunde täglich spülen, infizierte Wunden auch häufiger
- Am besten sterile Infusionsflüssigkeit, alternativ abgekochtes Trinkwasser verwenden
- Für die Spülung auch in der Tiefe einer Wunde: Wundspülkanüle mit flexibler und stumpfer Spitze verwenden (Abb. 51)
- Alternative Spülmöglichkeit: Beutel, an dem eine Ecke abgeschnitten wird (Abb. 52)
- Faustregel: 50 ml Spülflüssigkeit pro Zentimeter Wundlänge, mindestens 200 ml bei größeren Wunden

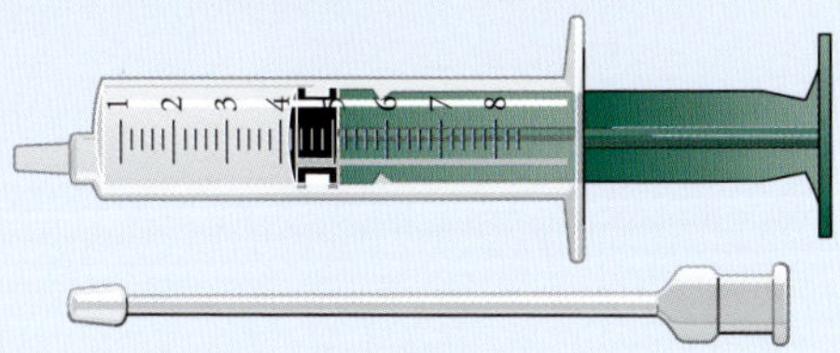

Abb. 51: Spritze und Wundspülkanüle für die Wundsäuberung.

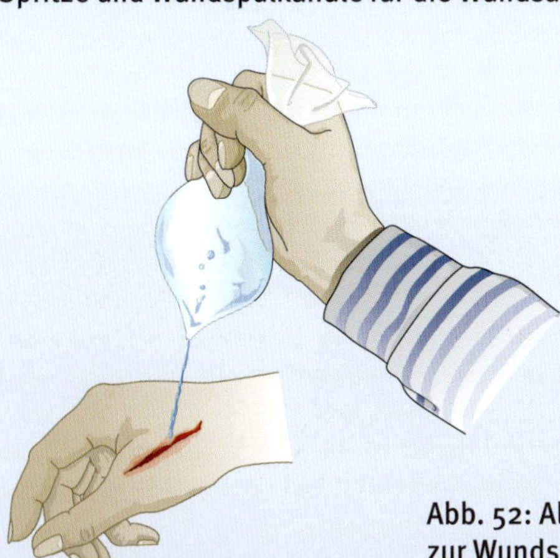

Abb. 52: Alternative zur Wundspülkanüle.

Nichtalkoholische Desinfektionsmittel (z. B. Octenisept®) verursachen bei Wundkontakt kein Brennen. Unbedingt beachten: Octenisept® muss frei abfließen können. **Alkoholische Desinfektionsmittel** (z. B. Sterilium®) sind aufgrund ihrer fettlösenden Eigenschaft insbesondere für die Hautdesinfektion geeignet. **Hochprozentiger Trinkalkohol** hat keine ausreichende desinfizierende Wirkung.

So geht's – Wunden desinfizieren

- Sterilen Tupfer mit alkoholischer Desinfektionslösung tränken
- Von der Wunde kreisförmig nach außen säubern (Abb. 53)
- **Wichtig:** Nie mit dem Tupfer von außen wieder in Richtung Wunde bewegen!

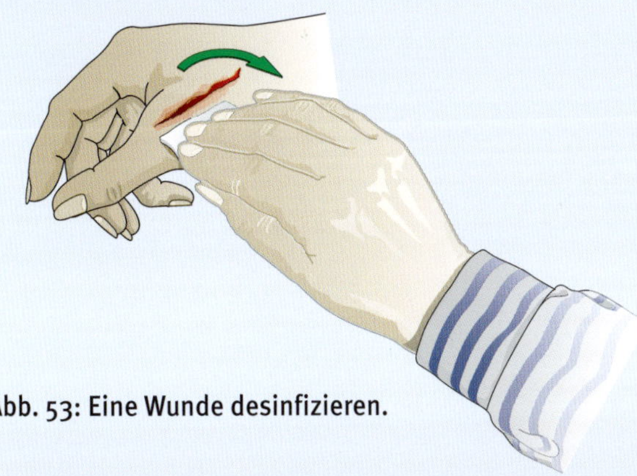

Abb. 53: Eine Wunde desinfizieren.

Durch eine offene Wunde besteht immer Infektionsgefahr, insbesondere Quetschwunden sind sehr anfällig! Tetanuserreger lauern überall. Eine Infektion mit diesen kann tödlich sein. Achten Sie deshalb auf einen ausreichenden Impfschutz (Tafel 82).

Wundverschluss

- Basis-Wundversorgung:
  - Wundnaht
  - Wundklammerpflaster

Vorteil der Wundnaht ist der sichere Wundverschluss und wahrscheinlich kosmetisch günstigere Ergebnisse. **Nachteil:** Der Bedarf an Material – Wundnaht, Betäubungsmedikamente, sterile Utensilien – ist hoch, die Durchführung – lokale Betäubung, steriler Umgang mit den benötigten Materialien – ist schwierig. Dazu kommt die hohe Infektionsgefahr bei ungeübten Anwendern. Der Wundverschluss mit einer Wundnaht ist daher für Laien nicht empfehlenswert. Eine gute Alternative sind Wundklammerpflaster.

Umgang mit Wundklammerpflastern

- Besonders zum Wundverschluss glattrandiger Wunden geeignet, zum Beispiel nach Schnittverletzungen.
- **Wichtig:** Die Haftung ist bei Feuchtigkeit, fettiger Haut und Haarbewuchs reduziert – vorher gut mit alkoholischer Desinfektionslösung reinigen, Haare eventuell entfernen; problematisch sind Areale über Gelenken
- Anschließend: Kompresse auflegen, mit Mullbinde oder Fixiervlies fixieren
- Täglich Kontrolle und Verbandwechsel, Wundklammerpflaster belassen, sie lösen sich nach einigen Tagen von selbst
- Sind Entzündungszeichen (Tafel 22) vorhanden: Wunde öffnen und spülen.

WICHTIG

Kein Wundverschluss bei ...

- infizierten Wunden und Bisswunden
- mehr als sechs Stunden alten Wunden. Ausnahmen: Wunden an Gesicht und Kopf
- weit auseinanderklaffenden Wundrändern

In diesen Fällen darf eine Wunde nicht verschlossen werden, nur **Basis-Wundversorgung**! (Tafel 65)

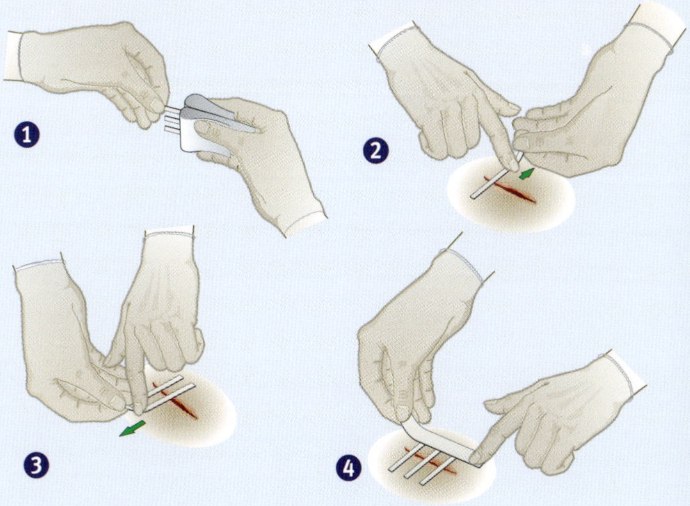

Abb. 54: Wundklammerpflaster anbringen.

1. Die Hände sollten behandschuht sein. Streifen aus der Verpackung nehmen.
2. Streifen in einem Abstand von ca. 3 mm anbringen.
3. Streifen jeweils gegenläufig aufkleben.
4. Streifen an den Enden mit vorher vorbereitetem Rollenpflaster sichern.

Medikamente an Bord

Die Empfehlungen entsprechen dem derzeitigen Wissensstand und sind sorgfältig geprüft. Eine Garantie für ihre Richtigkeit wird nicht übernommen.

Eine Beratung durch Ihren Hausarzt wegen eventuell vorhandener Unverträglichkeiten ist unbedingt notwendig!

Für Mannschaften bis etwa fünf Personen an Bord ist jeweils eine Packungsgröße N1 ausreichend. Für eine größere Personenanzahl oder für längere Fahrten sollten mehrere N1-Packungen der in der Spalte „Kat." (Kategorie) mit einem * gekennzeichneten Präparate mitgenommen werden. Informieren Sie sich rechtzeitig über eine für Sie notwendige Vorsorge für Tropenreisen. Die Medikamentenidentifizierung mit der in der Tabelle genannten Ziffer nach der Krankenfürsorgeverordnung kann bei der funkärztlichen Beratung hilfreich sein.

Die meisten Medikamente können geschluckt oder als Zäpfchen (=Rektiole) gegeben werden. Einige Notfallmedikamente (Dexamethason und Adrenalin), Schmerzmittel (S-Ketamin und Butylscopolamin) und der Blutverdünner Enoxaparin können oder sollten so jedoch nicht eingenommen werden. In diesen Fällen muss unter funkärztlicher Anleitung eine Injektion in den Muskel (intramuskulär, im) oder unter die Haut (subkutan, sc) durchgeführt werden. Voraussetzungen sind:

- Ausstattung mit Medikamentenampullen
- Kenntnisse im Umgang mit Ampullen
- Kenntnisse der Medikamentengabe in den Muskel oder unter die Haut.

Empfehlenswert ist das Training in einem Kurs „Medizin an Bord".

WICHTIG

Nutzen Sie die Möglichkeit zur funkärztlichen Beratung (Tafel 9). Die selbstständige Anwendung verschreibungspflichtiger Medikamente ist nur in Situationen zulässig, in denen keine medizinische Beratung zur Verfügung steht. Beachten Sie immer die Hinweise zu Wirkung, Dosierung und Nebenwirkung der Beipackzettel!

Rechtliche Aspekte

Verschreibungspflichtige Präparate müssen von einem Arzt verschrieben werden. Sie dürfen auch nur von der Person eingenommen werden, der sie verschrieben wurden. Eine Verschreibung kann auf See auch während einer funkärztlichen Beratung erfolgen. Liegt keine Verschreibung vor, ist eine Medikamentengabe rechtlich nicht einwandfrei, sondern strenggenommen eine Körperverletzung. Im Notfall kann eine Gabe von Medikamenten jedoch lebensrettend sein; das Risiko unerwünschter Wirkungen und rechtlicher Aspekte muss dagegen abgewogen werden. Die gezielte Aufklärung des Patienten über die geplante Behandlung, eine genaue Dokumentation der Untersuchung und der Versuche, eine medizinische Beratung zu erreichen, können im Zweifelsfall Probleme vermeiden.

Medikamente der
Kategorie 1: Standardausrüstung
Kategorie 2: Bei längeren Törns mitnehmen
Kategorie 3: Nur, wenn der Umgang mit Ampullen und die Medikamentengabe unter die Haut oder in den Muskel beherrscht werden

WICHTIG

Für die Medikamente 4.4 und 4.5 sollte für internationale Reisen ein Formular des Bundesinstituts für Arzneimittel und Medizinprodukte mitgeführt werden: https://www.bfarm.de/DE/Bundesopiumstelle/Betaeubungsmittel/Reisen-mit-Betaeubungsmitteln/_node.html

Empfohlene Medikamente für die Reise

No.	Wirkstoff	Handelsname (Beispiel)	Kat.	Rp.	KV
1	**Magen-Darm-Erkrankungen**				
1.1	Medizinische Kohle	Kohletabletten® (Kohle-Compretten)	1*		3.08
1.2	Elektrolyt-Glukose-Konzentrat	Elotrans® (Pulver)	2		3.07
1.3	Loperamid	Lopedium® (Schmelztablette)	2		3.06
1.4	Natriumcitrat, Sorbitol	Microlax® (Lösung)	2		3.10#
2	**Augenentzündung und -verletzung, Fremdkörperentfernung**				
2.1	Dexpanthenol	Bepanthen® (Salbe)	1*		15.00.1
2.2	Tetryzolin	Ophtalmin® (Augentropfen)	1		
2.3	Gentamicinsulfat	Gentophtal® (Augentropfen, 5 ml)	2	×	15.02
3	**Erkältung**				
3.1	Chlorhexidin	Chlorhexamed® (Mundspülung)	1*		16.04
3.2	Benzocain/ Cetylpyridin	Dolo Dobendan® (Pastillen)	1*		16.05.1
3.3	Xylometazolin 0,1 %	Otriven Einzel-Dosier-Pipetten® (Nasentropfen)	1*		16.03
3.4	Ambroxol Brausetabl., Lösung[1]	Mucosolvan®	1		
3.5	Codein	Codicaps mono®, Codeintropfen CT®	2	×	1.01
3.6	Heilpflanzenöl	Kamillosan®, JHP®-Öl (zum Inhalieren bei Erkältung und Atemwegsinfektionen)	1*		3.05
3.7	Budenosid Lösung[1]	Budenosid® AL	2	×	
4	**Schmerz**				
4.1	Ibuprofen 400 mg	Ibudolor® (Tabletten)	1*		5.03#
4.2	Paracetamol 500 mg	Benuron® (Tabletten)	1*		5.02
4.3	Metamizol 500 mg	Novalgin® (Tropfen)	2	×	

No. = Laufende Nummer, Kat. = Kategorie (siehe Kasten), * Bei mehr als fünf Personen oder Törns mit mehreren Tagen Abstand zum nächsten Hafen: mehrere N1-Packungen mitnehmen, x = rezeptpflichtig, KV = Bezeichnung in der Krankenfürsorgeverordnung (# = wirkstoffähnlich), 1 = zur Anwendung mit Druckluftvernebler, z. B. »Pari Boy« oder »Omron Mini Air«, 2 = nur bei Neigung zu ausgeprägter allergischer Reaktion

No.	Wirkstoff	Handelsname (Beispiel)	Kat.	Rp.	KV
4.4	Tilidin, Naloxon	Valoron N retard 100/8mg®	2	×	5.06#
4.5	S-Ketamin 25 mg/ml	Ketanest® (Ampulle, 10 ml)	3	×	5.07
5	**Juckreiz**				
5.1	Dimetinden	Fenistil® (z. B. Gel)	1*		14.02
5.2	Prednicarbat	Prednitop®, Dermatop® (Salbe)	2	×	14.03#
5.3	Clotrimazol	Clotrimazol AL 2%® (Salbe)	2		14.07
6	**Entzündung**				
6.1	Povidon-Jod	Betaisodona® (Salbe und Lösung)	1*		14.11
6.2	Ethacridin	Rivanol 1,0 g in 1,5 g Beutel	1*		
7	**Allergie**				
7.1	Desloratadin 5mg	Lorano pro® (Tabletten)	1		10.01#
7.2	Prednisolon 20 mg	Prednisolon Galen® (z. B. Tabletten)	1	×	10.03#
7.3	Dexamethason 100 mg[2]	Dexa 100 Inject Jenapharm®	3	×	10.04
7.4	Adrenalin[2]	EpiPen®, AnaPen® (Fertigspritzen)	3	×	2.05#
8	**Übelkeit, Erbrechen, Seekrankheit**				
8.1	Dimenhydrinat 20 mg	Superpep® (Kaugummi-Dragees)	1*		7.01#
8.2	Dimenhydrinat 50 mg	Vomex A® (z. B. Sublingualtabletten)	1*		7.01#
8.3	Scopolamin	Scopoderm® (Pflaster)	2*	×	7.03
9	**Antibiotika**				
9.1	Amoxicillin 500mg	Amoxy®, Amoxypen® (z. B. Saft, Tabletten)	1*	×	8.01
9.2	Amoxicillin/Clavulansäure 1 g	Amoxiclav® (z. B. Tabletten)	2	×	
9.3	Fosfomycin 3 g	Monuril® (Tabletten)	1	×	
9.4	Metronidazol 400 mg	Metronidazol Aristo® (Tabletten)	2	×	8.06
9.5	Ceftriaxon 1g (zusätzlich 11.10 mitführen)	Rocephin® (Ampullen)	3	×	

No. = Laufende Nummer, Kat. = Kategorie (siehe Kasten), * Bei mehr als fünf Personen oder Törns mit mehreren Tagen Abstand zum nächsten Hafen: mehrere N1-Packungen mitnehmen, x = rezeptpflichtig, KV = Bezeichnung in der Krankenfürsorgeverordnung (# = wirkstoffähnlich), 1 = zur Anwendung mit Druckluftvernebler, z. B. »Pari Boy« oder »Omron Mini Air«, 2 = nur bei Neigung zu ausgeprägter allergischer Reaktion

No.	Wirkstoff	Handelsname (Beispiel)	Kat.	Rp.	KV
10	**Notfallmedikamente**				
10.1	Diazepam	Diazepam ratio® (Tabletten, Tropfen)	2	×	6.03
10.2	Glyceroltrinitrat	Nitrolingual akut Spray®	2	×	2.02
10.3	Furosemid 20 mg	Furosemid® (z. B. Tabletten)	2	×	2.06
10.4	Enoxaparin 100 mg/ml	Clexane multidose® (10 ml Lösung)	3	×	2.09
10.5	Salbutamol	Ventolin®, Salbutamol® AL (Aerosol und Lösung[1])	2	×	1.03
10.6	Tranexamsäure	Cyklokapron® (Tabletten, evtl. Ampulle)	3	×	13.01
11	**Sonstige Medikamente**				
11.1	Permethrin (Krätze)	InfectoPedicul® (Lösung gegen Läuse, Krätze)	2		14.09
11.2	Lidocainhydrochlorid	Lidoject sine 2 %® (Ampullen zur lokalen Betäubung)	3	×	5.09
11.3	Lidocain / Prilocain	EMLA-Salbe	1		
11.4	Fettsalbe	Linola® Fett (Brandwundensalbe)	1*		
11.5	Hydrokolloidgel	Brand- und Wundgel Medice	1		
11.6	Dimeticon 100 ml (Läuse)	Jacutin® Pedicul	2		14.09.1
11.7	Acetylsalicylsäure	ASS 100® Hexal (Tabletten zur Blutverdünnung)	2		5.01
11.8	Mebendazol 100 mg (Anti-Wurmmittel)	Vermox® (Tabletten)	2	×	
11.9	Pantoprazol	Pantoprazol® 1a Pharma	2	×	3.04#
11.10	Ringer-Laktat	Infusion (500 ml)	3*		11.01#
11.11	Wasser für Injektionszwecke 10 x 10 ml	Aqua ad inject Miniplasto	3		
12	**Erkrankungen bei Kindern** siehe Tafel 77 und Anmerkungen im Text				

No. = Laufende Nummer, Kat. = Kategorie (siehe Kasten), * Bei mehr als fünf Personen oder Törns mit mehreren Tagen Abstand zum nächsten Hafen: mehrere N1-Packungen mitnehmen, x = rezeptpflichtig, KV = Bezeichnung in der Krankenfürsorgeverordnung (# = wirkstoffähnlich), 1 = zur Anwendung mit Druckluftvernebler, z. B. »Pari Boy« oder »Omron Mini Air«, 2 = nur bei Neigung zu ausgeprägter allergischer Reaktion

BEACHTEN SIE

*Die im folgenden Text bei den Medikamenten angegebenen Ziffern beziehen sich auf die laufende Nummer in der Medikamententabelle (Tafel 68 bis 70).

Medikamente für lebensbedrohliche Situationen

- Bei **Bewusstlosigkeit und Herzkreislaufstillstand:** Für Laien keine Optionen einer Medikamentengabe!
- Bei **Luftnot** nach Insektenstich oder allergischer Reaktion mit starker Schwellung im Bereich der Atemwege: vor allem Adrenalin 7.4, eventuell auch Kortison 7.3, alternativ oder zusätzlich 3.7, 7.2 und 10.5
- Bei **Selbstgefährdung:** Beruhigungsmittel 10.1
- Bei **starker Blutung und Verdacht auf eine innere Blutung:** Tranexamsäure 10.6, vorzugsweise in den Muskel oder eine Vene, ansonsten als Tablette

Bei Neigung zu stärkeren allergischen Reaktionen unbedingt mit Medikamenten 7.3 und 7.4 versorgen und in die Anwendung einweisen lassen.

BEACHTEN SIE

Medikamentengabe wenn immer möglich erst nach funkärztlicher Beratung.

Medikamente bei Leitsymptom Bewusstseinsstörung

- Bei **Schmerzen:** Tafel 76
- Bei **Fieber:** Fiebersenker 4.1 und/ oder 4.2; Dosierung beachten (Tafel 76 f.)!
- Bei **Krampfleiden:** Beruhigungsmittel 10.1
- Bei **kindlichem Fieberkrampf:** Diazepam-Rektiolen (nicht in der Medikamentenliste enthalten) für die Gabe in den Enddarm
- Bei **Nackensteife (Meningismus)** Antibiotikum 9.5 (Gabe unter die Haut oder in einen Muskel)
- Bei **Bewusstseinsstörungen:**
  - Durch Flüssigkeitsmangel (z. B. Durchfall, Erbrechen): Tafel 73
  - Bei Flüssigkeitsmangel und tiefer Bewusstlosigkeit (Trinken nicht möglich): Flüssigkeitsgabe als Infusion 11.9 (Tafel 80)
- Bei **Bewusstseinsstörung und gleichzeitig sehr hohem Blutdruck:** Ein hoher Blutdruck kann Ursache für die Bewusstseinsstörung sein oder aber eine Schutzfunktion des Gehirns; Ziel ist eine moderate Senkung des Blutdrucks, nicht der Normalwert.

WICHTIG

- Durchfall und Erbrechen können wegen der Flüssigkeitsverluste lebensbedrohlich sein! In diesem Fall muss eine Infusion (11.9) gegeben werden (Tafel 80).
- Extrem hohe Blutdruckwerte, etwa ein oberer Blutdruck von mehr als 200 mmHg, sollte eventuell gesenkt werden (Notfallmedikament 10.2), aber nicht unter 160 mmHg! Funkärztliche Beratung unbedingt erforderlich!

Medikamente bei Leitsymptomen Luftnot und Brustschmerz

Bei Infektionen der Atemwege

- Allgemeinmaßnahme: viel trinken
- Bei **Schnupfen** oder Hinweisen auf eine Mittelohrentzündung (Tafel 28): Nasentropfen 3.3, Öl zum Inhalieren 3.6
- Bei **Husten:** Sekretlöser 3.4, in Ausnahmefällen Hustenstiller 3.5 (bei quälendem, trockenem Husten)
- Bei Hinweisen auf eine **bakterielle Atemwegsentzündung** oder **Lungenentzündung** (Tafeln 28, 39): Antibiotikum 9.1
- Bei Hinweisen auf eine **bakterielle Mandelentzündung** (Tafel 28): Antibiotikum 9.2
- Bei **Schluckbeschwerden:** Gurgellösung 3.1, Lutschpastillen 3.2
- Bei **Schmerzen** beim Husten und tiefem Einatmen: Schmerzmittel 4.1
- Bei **Luftnot** durch Schmerzen nach Rippenbruch: 4.1–4.4, bei Bedarf kombinieren (Tafel 76)
- Bei **Fieber:** Fiebersenker 4.1 und/ oder 4.2; Dosierung beachten (Tafel 76 f.)!

WICHTIG

Nach ungefähr drei Tagen Behandlung mit Antibiotika sollte eine Verbesserung erkennbar sein.

Bei Atemwegsinfektionen, Asthma und Bronchitis kann die Anwendung eines Druckverneblers (z. B. »Pari Boy, Omron mini air«) mit den Medikamenten 3.4, 3.7, 10.5, 10.7 sinnvoll sein.

Bei Asthma und Bronchitis

- Dauermedikation weitergeben
- Kortison 7.2 oder 10.5, bei ausgeprägter Luftnot 7.3, Antiallergikum 7.1, Beruhigungsmittel 10.1 (vorsichtig dosieren!)
- Bei **chronischer Bronchitis:** frühzeitig Antibiotikum 9.1 oder 9.2

Bei Erkrankungen von Herz und Kreislauf

- Bei **Blutdruckkrise** oder **verminderter Herzkraft** bei zu hohem Blutdruck: Blutdrucksenker 10.2
- Bei **Koronarsyndrom, Herzinfarkt, Lungenembolie** oder **Gefäßverschluss:** Beruhigungsmittel 10.1, eventuell 10.2 (siehe Hinweiskasten unten)
- Bei **Herzinfarkt** oder **Blutdruckkrise:** Zur Steigerung der Urinausscheidung (Diuretikum) 10.3
- Bei **Übelkeit und Erbrechen:** evtl. 8.1 oder 8.2
- Bei **Gefäßverschluss:** Blutverdünner 10.4
- Bei **Herzinfarkt:** Blutverdünner 10.4 und 11.7
- Bei **Herzinfarkt, Lungenembolie, Arterienverschluss:** Schmerzmittel siehe Tafel 76

Bei Schock

- Durch **allergische Reaktion:** Kortison 7.2, bei schweren Verläufen Verläufen vor allem Adrenalin 7.4, eventuell zusätzlich 7.3
- Durch **Flüssigkeitsmangel:** Flüssigkeitsgabe als Infusion 11.10 (Tafel 80)
- Durch **verminderte Herzkraft:** siehe oben (Medikamente bei Erkrankungen von Herz und Kreislauf)

- **Bei Hinweisen auf Herzinfarkt, Lungenembolie oder Arterienverschluss: Nie Medikamente in einen Muskel geben!**
- **Vorsicht bei der Anwendung von Glyceroltrinitrat (10.2) gegen hohen Blutdruck: Der Blutdruckabfall kann stark und lebensbedrohlich sein; daher besser mehrmals 1–2 Hub als viele auf einmal. Anschließend häufig Blutdruck kontrollieren. Unbedingt funkärztliche Beratung!**

Medikamente bei Leitsymptom Bauchschmerz

- Bei allen Arten von im Bauchbereich lokalisierten **Schmerzen:** siehe Tafel 76
- Bei **Durchfall (Diarrhoe), Erbrechen** und **Verstopfung (Obstipation)** ohne Komplikationen: stark gesüßte Getränke, salzreiche Kost, viel trinken, medizinische Kohle 1.1
- Bei Hinweisen auf **Flüssigkeitsmangel**: Elektrolyt-Konzentrat 1.2
- Bei Flüssigkeitsmangel mit **Bewusstseinsstörung:** Flüssigkeitsgabe als Infusion 11.10 (Tafel 80)
- Bei **Durchfall mit Blutbeimengung** in den Tropen: Anti-Wurmmittel 11.8
- Zur **Unterdrückung des Durchfalls:** 1.3
  Wichtig: Medikament 1.3 nur in Ausnahmefällen geben (z. B. während einer Sturmfahrt)!
- Bei **Übelkeit, Erbrechen:** 8.1 oder 8.2
- Bei **Verstopfung:** viel trinken, wenn das nicht ausreicht, zusätzlich 1.4 – bei chronischer Verstopfung die ansonsten übliche Medikation mitführen
- Bei **Magen-Darm-Infekten:** Antibiotika nur selten notwendig, bei Bedarf nach funkärztlicher Beratung
- Bei **Harnwegsinfekt** und **Nierenbeckenentzündung:** Antibiotikum 9.3 nach funkärztlicher Beratung
- Bei **ernsthaften Erkrankungen** (Blindarm-, Gallenblasenentzündung, Darmverschluss): immer Antibiotikum 9.2 und 9.4; Flüssigkeitsgabe als Infusion 11.10 (Tafel 80) – unbedingt funkärztliche Beratung!
- Bei **Harnverhalt:** Beruhigungsmittel 10.1, Schmerzmittel (Tafel 76)
- Bei eingeklemmter **Hernie:** Beruhigungsmittel 10.1

Medikamente bei Einwirkung von Hitze, Kälte oder Wasser

- Bei **Schmerzen:** Tafel 76
- Bei **Krampfanfall** durch Sonneneinwirkung: 10.1
- Bei **Kopfschmerzen** durch Sonneneinwirkung: 4.1 oder 4.2
- Bei **Aspiration** bei Ertrinken: Antibiotikum 9.2
- Bei **Verbrennung:** Brandwundensalben 11.3 oder 11.4
- Bei **Verbrennung mit Entzündungszeichen der Wunde:** Antibiotikum 9.2
- Bei **Luftnot** nach Verbrennung mit Rauchgasinhalation: Kortison 7.2, 7.3 oder 10.5
- Bei umfangreichen **Verbrennungen** (mehr als 10% Grad II oder 5% Grad III) bei ausgedehnten **Erfrierungen** (zum Beispiel ganze Extremität) und bei **Ertrinkungsunfällen** ab Stadium II ohne schnelle Verbesserungstendenz: Steigerung der Urinproduktion 10.3 (um Lungenödem und Nierenschäden zu vermeiden) und Magenschutz 11.9 (um Schäden an der Magenschleimhaut zu vermeiden)

Medikamente bei Verletzungen des Bewegungsapparates

- Bei **Schmerzen:** Tafel 76
- Zur **Schmerzprophylaxe** vor Lagekorrektur: 4.5, unbedingt kombinieren mit 10.1
- Bei **Übelkeit** (auch Nebenwirkung von Schmerzmittel 4.4): 8.2 oder 8.4
- Bei **offenen Knochenbrüchen:** Antibiotikum 9.2
- Zur **Thromboseprophylaxe** bei Immobilisation nach Unfall: Heparingabe als Injektion unter die Haut 10.4 (Tafel 79)
- Bei **Blutverlust mit Schock** (Tafel 42): Flüssigkeitsgabe als Infusion 11.9 (Tafel 80)

Seekrankheit

Kinder im Alter von zwei bis zwölf Jahren sind am stärksten betroffen. Ab dem 50. Lebensjahr nimmt die Erkrankungswahrscheinlichkeit ab. Frauen sind häufiger betroffen als Männer. Keine Prophylaxe und kein Medikament wirken sicher gegen Seekrankheit. Häufig kommt es zu einer Gewöhnung mit verminderter oder ausbleibender Seekrankheit.

Ursachen

Störung des Gleichgewichtsorgans durch ungewohnte Bewegungen und widersprüchliche Sinneswahrnehmungen von Augen, Gleichgewichtsorganen und den Propriorezeptoren an den Fußsohlen (sie vermitteln Informationen zur Körperposition).

Wie erkennen?

Beginn mit Gähnen und Appetitlosigkeit, gefolgt von Übelkeit, Erbrechen, Schwindel, Schweißausbrüchen, Apathie, in schweren Fällen auch Kreislaufprobleme.

Was kann passieren?

Selbstgefährdung, Gefährdung von Schiff und Mannschaft durch Aufmerksamkeits- und Koordinationsschwierigkeiten. Eine sinnvolle Mitwirkung am Bordalltag ist Seekranken häufig nicht möglich.

Was tun?

Vorbeugend kann helfen:

- Stabiler psychischer Zustand, ausreichend Schlaf; Alkohol, Nikotin und schwere Speisen vermeiden
- An Bord möglichst im Freien und mittschiffs aufhalten, den Horizont in Fahrtrichtung beobachten, Oberkörperbeugung vermeiden, am Bordalltag mitwirken (Rudergehen)

Manchmal ist auch Folgendes hilfreich:

- Akupunkturbehandlung vor der Reise, Akupressur-Armbänder, Homöopathie
- Ingwer (frisch oder als Kapsel 2x 940mg), Vitamin C als Tablette 2 g (mögliche Nebenwirkung: Diarrhoe)
- Histaminreiche Nahrung vermeiden: z. B. Salami, Hartkäse, frische Tomaten

Umgang mit Seekranken

- Beobachten, Schwimmweste oder Life-Belt anlegen
- Mittschiffs aufhalten und Horizont beobachten lassen
- Hinlegen, Augen geschlossen halten
- Bei starkem Erbrechen und langer Dauer: auf Zeichen für Flüssigkeitsmangel achten (Tafel 22)
- Kursänderung oder Abbruch des Törns erwägen

Medikamente:

Ein sicher wirksames Medikament gibt es nicht. Alle Präparate haben Nebenwirkungen, vor allem Müdigkeit, aber auch Depressionen und Sehstörungen. Mit der Einnahme der Mittel sollte vor Reiseantritt begonnen werden. Mit Beginn der Seekrankheit sind eventuell noch Dimenhydrinat-Dragees wirksam. Verwendet werden vor allem Antihistaminika (8.1, 8.2) und Anticholinergika (8.3).

Differentialdiagnosen im Blick behalten, zum Beispiel Unterzuckerung, Schlaganfall und Hirnblutung, Intoxikation zum Beispiel mit Alkohol (Tafel 23, 34ff)

Elektrolyt-Ersatzlösung selbst herstellen

In 1 Liter Wasser 1 Teelöffel Salz, 8 Teelöffel Zucker und 1 Beutel Backpulver (falls vorhanden) einrühren. Die Elektrolytlösung über den Tag verteilt trinken.

Medikamente bei sonstigen Verletzungen

Medikamente bei Augenproblemen

- Bei **Schmerzen:** Tafel 76
- Bei **Augenreizung und Augenentzündung:** Augensalbe 2.1 und Augentropfen 2.2
- Bei **Augenentzündung:** zusätzlich 2.3
- Bei **Fremdkörper** im Auge: zur Oberflächenbetäubung 11.2
- Bei **Augenverletzung:** Beruhigungsmittel 10.1, Antibiotikum 9.1

Keine Augensalben bei Verdacht auf Eröffnung des Auges!

Medikamente und Behandlung bei Zahnschmerzen und Entzündungen im Mundraum

Ursachen: Unfälle, Karies, Schäden am Zahnersatz

Wie erkennen? Schmerzen, Entzündungszeichen an Zahnfleisch oder Schleimhäuten (Tafel 22); schadhafte oder lockere Füllungen; gereizter Zahnnerv: kurzer Schmerz nach Reizung (kalt, warm, süß)

Was tun?

- Bei gereiztem Zahnnerv: Reiz vermeiden
- Blutungen (z. B. bei Zahnverlust) durch Kompression stillen, zum Beispiel mit sterilem Tupfer

Empfehlenswert ist ein Zahn-Notfallset zur Ausbesserung von Zahnschäden.

Medikamente

- Bei Zahnschmerzen: beginnen mit 4.1, weiter siehe Tafel 76
- Bei jeder Art von Zahnschaden und bei Entzündungen im Mundraum auf gute Oralhygiene achten: Mehrmals täglich und nach jedem Essen spülen mit (Salz-)Wasser und 3.1
- Bei kompliziert verlaufenen Entzündungen im Mundraum: Antibiotikum 9.1 oder 9.2

Medikamente und Behandlung bei Juckreiz

Ursachen: Meist Insektenstiche oder allergische Reaktionen, manchmal Pilzinfekte oder Kontakt mit Quallen

Was tun? Bei Juckreiz durch Kontakt mit Quallen eventuell wirksam:

- Essig auftupfen, mit Mehl oder Rasierschaum einreiben; nach einigen Minuten vorsichtig abschaben
- Warmwasserbad; 45 °C Wassertemperatur für 30–45 Minuten.

Medikamente

- Bei Juckreiz nach Insektenstichen und bei Allergie: Antihistaminsalbe 5.1
- Bei juckenden Hautekzemen und allergischen Reaktionen: Kortisonsalbe 5.2
- Bei juckendem Pilzbefall der Haut und der Schleimhäute: antimykotische Salbe 5.3

- **Vorsicht bei Warmwasserbädern: Verbrennungsgefahr!**
- **Stelle nicht mit Süßwasser oder Alkohol abspülen!**

Medikamente und Behandlung bei allergischen Reaktionen

Ursachen: Klassische Allergieauslöser wie Blüten und Pollen, einige Medikamente (z. B. Penicillin), Nahrungsmittel (z. B. Nüsse), Insektengifte

Wie erkennen? Rötung, Juckreiz, Schwellung, Atemnot (Tafel 17 ff.). Allergien können sich auf Juckreiz beschränken, es sind aber auch schwere Verläufe mit Kreislaufversagen und Schock (Tafel 42) möglich. Eine Allergie als Vorerkrankung ist häufig bekannt.

Was tun? Kontakt zum Auslöser beenden, kühlen

Medikamente

- Bei leichter Allergie: Antihistaminikum 7.1, Kortison 7.2, bei allergischem Schnupfen 3.3
- Bei schwerer Allergie (Luftnot!): Tafel 71

Medikamente zur Wundversorgung

- Bei **Schmerzen:** Tafel 76
- Bei **erhöhter Infektionsgefahr** (Biss- oder verschmutzte Wunde): desinfizierende Salbe 6.1
- Bei **Wunden an Hand oder Fuß:** in Jodlösung 6.1 baden
- Bei **Entzündungszeichen** (Tafel 22): zusätzlich Wundspülung mit Desinfektionslösung 6.1 oder 6.2, Antibiotikum 9.2

> **Jede Entzündung kann lebensbedrohlich sein. Wunden müssen deshalb konsequent behandelt werden. Kommt es bei sorgfältiger Behandlung und trotz Einnahme von Antibiotika zu Entzündungszeichen, muss unbedingt eine medizinische Beratung in Anspruch genommen werden (Tafel 9).**

Medikamente zur Schmerztherapie

Stufenschema für zunehmende Schmerzintensitäten:

1. Medikament aus Gruppe 1, 2 oder 3
2. **weiterhin** Medikament der Stufe 1 **plus** eine der beiden anderen verbliebenen Gruppen (z. B. Gruppe 1 plus Gruppe 3)
3. **weiterhin** die beiden Medikamente der Stufe 2 **plus** Gruppe 4 (z. B. Valoron N retard®)

Paracetamol (4.2) Gruppe 1

- z. B. Benuron®
- **Vorsicht:** bei Lebererkrankungen; Dosierung bei Kindern beachten, bei Überdosierung Lebensgefahr

Nichtsteroidale Antiphlogistika (NSAR, 4.1) Gruppe 2

- z. B. Ibuprofen®
- **Anwendung:** bei Gelenk- und entzündlich bedingten Schmerzen (z. B. Rippenprellung, Rückenschmerzen, Zahnschmerzen)
- **Vorsicht:** bei Nierenfunktionsstörungen, Magenschäden, Herzschwäche, Asthma, Bronchitis; bei längerer Einnahme und bekannten Magenproblemen mit Magenschutz kombinieren (Pantoprazol 11.9), Anwendungsbeschränkungen in der Schwangerschaft)

Metamizol (4.3) Gruppe 3

- z. B. Novalgin®
- **Anwendung:** bei Schmerzen mit Nervenbeteiligung (z. B. Zahnschmerzen); bei Bauchschmerzen; bei kolikartigen (wellenförmigen) Schmerzen (z. B. Gallen- oder Nierensteine)
- **Nebenwirkungen:** in seltenen Fällen lebensbedrohliche Nebenwirkungen, daher in vielen Ländern nicht erhältlich.

> **WICHTIG**
>
> **Eine Anwendung von Novalgin kann nicht generell empfohlen werden!**

Opioide (4.4) Gruppe 4

- z. B. Valoron N retard®
- **Anwendung:** bei stärkeren Schmerzen
- **Nebenwirkungen:** Müdigkeit, Übelkeit

S-Ketamin (4.5)

- z. B. Ketanest-S®
- **Anwendung:** nicht Bestandteil des Schmerz-Stufenschemas; stark wirksames Schmerzmittel für die gezielte Therapie z. B. bei schmerzhaften Prozeduren wie der Lagekorrektur nach Knochenbrüchen (Tafel 57). Kann nicht geschluckt werden, Gabe z. B. unter die Haut (Tafel 80), die Gabe in die Nase mit einem MAD-Nasalzerstäuber kann ausreichend sein und sollte unbedingt zuerst versucht werden.
- **Nebenwirkungen:** häufig unangenehme Halluzinationen, unbedingt mit Diazepam (40) kombinieren!
- **Vorsicht:** S-Ketamin ausschließlich nach funkärztlicher Anweisung und Anleitung verwenden!

Medikamente für Kinder

Die Auswahl ist abhängig von Vorerkrankungen und Reisegebiet. Vor der Reise unbedingt Rücksprache mit einem Kinderarzt halten! Als Basisausstattung sollte an Bord sein:

- **Seekrankheit:** Dimenhydrinat (z. B. Vomex®-Zäpfchen)
- **Schmerzen und Fieber:** Paracetamol und Ibuprofen als Saft und Zäpfchen, gewichtsangepasst dosieren (siehe Kasten), da bei Überdosierung Lebensgefahr!
- **Fieberkrämpfe:** z. B. Diazepam (Rektiole)
- **Schnupfen und allergischer Schnupfen:** abschwellendes Nasenspray 10.5 und 10.7 in einer für Kinder geeigneten Konzentration
- **Husten:** Ambroxol als Saft
- **Krupphusten, Asthma, allergische Reaktionen:** Kortisonzäpfchen (z. B. Rectodelt®)

Insbesondere bei Kindern kann die Anwendung eines Druckverneblers (z. B. »Pari Boy«) mit den Medikamenten 3.4, 3.7, 10.5 sinnvoll sein.

Dosis von Paracetamol bei Kindern bestimmen

Beispiel:

- **Körpergewicht des Kindes: 30 kg**
- **Tageshöchstdosis: 30 × 50 mg = 1500 mg**
- **Verteilt auf drei Tagesgaben: 1500 : 3 = 500 mg pro Gabe**

Ein Kind mit einem Gewicht von 30 kg erhält also maximal 3 × 500 mg Paracetamol pro Tag.

Medikamente zur Behandlung von Infektionen – Antibiotika

Wichtige Anwendungsgebiete sind *kursiv* gesetzt.

BEACHTEN SIE

Entzündungen können bei nicht ausreichender Behandlung lebensbedrohlich sein. Sind Sie unsicher, treten Komplikationen auf oder zeigt die Behandlung keinen Erfolg: Nutzen Sie die funkärztliche Beratung (Tafel 9)!

Amoxicillin (9.1)

- **Form:** Tabletten
- **Anwendung:** *Infektionen der oberen Atemwege,* Entzündungen im Zahnbereich

Amoxicillin/Clavulansäure (9.2)

- **Form:** Tabletten
- **Anwendung:** Knochen-, *Gelenk- und Hautentzündungen,* Infektionen der Atemwege und im HNO-Bereich (Mittelohr, Mandeln, äußerer Gehörgang, Nasennebenhöhlen), *Bissverletzungen,* ausgeprägte *Entzündungen der Bauchorgane* (z. B. Bauchfell- und Blinddarmentzündung)

Fosfomycin (9.3)

- **Form:** Granulat zum Auflösen in Wasser
- **Anwendung:** *Blasenentzündung (Zystitis, v. a. bei Frauen), Nierenbeckenentzündung*

Metronidazol (9.4)

- **Form:** Tabletten
- **Anwendung:** *Infektionen der Bauchorgane*, z. B. bei Hinweisen auf eine Blinddarmentzündung
- **Wichtig:** Immer in Kombination mit einem anderen Antibiotikum verabreichen (z. B. mit Amoxicillin/Clavulansäure, 9.2)

Medikamente für den Notfall

Diazepam (10.1)

- **Form:** Tropfen
- **Wirkung:** Soll Nebenwirkungen von S-Ketamin (4.5) vermeiden (Halluzinationen), Beruhigungsmittel
- **Anwendung:** Zusätzlich zum Schmerzmittel S-Ketamin, zur Beruhigung (Tafel 72)

Glyceroltrinitrat (10.2)

- **Form:** Wird als Spray auf die Mundschleimhaut gesprüht (Einweisung erforderlich!)
- **Wirkung:** Senkt den Blutdruck, erweitert die Herzkranzgefäße
- **Nebenwirkungen:** Steigert die Herzfrequenz
- **Anwendung:** Bei Blutdruckkrise, eventuell bei Herzinfarkt oder Koronarsyndrom (nur nach funkärztlicher Beratung!)

Furosemid (10.3)

- **Form:** Wird geschluckt
- **Wirkung:** Steigert die Urinproduktion
- **Anwendung:** Bei Wasseransammlung in der Lunge (Lungenödem) als Folge einer Bluthochdruckkrise, Herzschwäche oder eines Ertrinkungsunfalls und bei Verdacht auf Herzinfarkt.

Enoxaparin (10.4)

- **Form:** Zur Gabe unter die Haut
- **Wirkung:** Zur Thromboseprophylaxe bei Bewegungsmangel (z. B. nach einem Knochenbruch) oder nach Herzinfarkt und Lungenembolie
- **Anwendung:** z. B. bei Knochenbrüchen (Tafel 55 ff.)

WICHTIG

Unbedingt kleine Spritzen (1 ml Füllvolumen) mitnehmen!

Salbumatol (10.5)

- **Form:** Dosieraerosol
- **Wirkung:** Erweitert die Atemwege
- **Anwendung:** Bei Rauchgasinhalation oder starker allergischer Reaktion

WICHTIG

Die Anwendung von Salbumatol ist technisch schwierig – daher genau an die Anleitung halten!

Ceftriaxon (9.5)

- **Form:** Wird gespritzt in einen Musikel oder unter die Haut, nach Schlucken (oral) nicht ausreichend wirksam
- **Anwendung:** *Hirnhautentzündung,* Breitbandantibiotikum für viele Infektionen (z.B. Atemwege, HNO- und urologischer Bereich, Knochen, Haut)

Medikamentengabe – Injektion

Können Medikamente nicht geschluckt oder als Zäpfchen eingenommen werden, kann eine Injektion erfolgen, das heißt eine Medikamentengabe in Form einer Spritze.

Bei der Injektion handelt es sich um eine potenziell gefährliche Maßnahme.

Möglichkeiten

Es gibt drei Möglichkeiten der Medikamenteninjektion:

- In das unter der Haut liegende Fettgewebe (subkutan)
- In einen Muskel (intramuskulär)
- In eine Vene (intravenös)

Die subkutane Injektion ist am einfachsten und hat die geringste Infektionsgefahr. Medizinische Laien können sie nach einem Training durchführen. Nachteil ist die im Vergleich zur intramuskulären oder intravenösen Injektion langsamere Aufnahme des Medikaments.

Materialien

- Ampullen, Spritze, 2 Kanülen
- Desinfektionsmittel, Tupfer, Pflaster
- Untersuchungshandschuhe

Manchmal sind vorbereitete Fertigspritzen verfügbar, zum Beispiel für Adrenalin und Kortison; häufig muss aber vor der Gabe das Medikament erst aus einer Ampulle entnommen werden (Abb. 55).

So geht's – Injektion vorbereiten

- Umgang mit Spritze, Kanüle und Ampulle vor der Reise üben
- Ampulle: Wirkstoffnamen und Haltbarkeit überprüfen
- Den vollständig leeren Hals der Ampulle abbrechen (1): Hals zwischen Daumen und Zeigefinger nehmen, den Daumen an der punktförmigen Kennzeichnung aufsetzen und den Hals nach hinten abbrechen (Achtung: Verletzungsgefahr!)
- Sterile Kanüle mit Schutzkappe auf die Spritze stecken
- Schutzkappe abziehen, Kanüle in die Ampulle einführen und Medikament aufziehen (2)
- größere Luftmengen aus der Spritze entfernen: Spritze nach oben halten und Luft herausdrücken. Dabei kein Medikament entfernen (eine kleine Menge Restluft ist kein Problem)
- Schutzkappe wieder auf die Kanüle stecken (Achtung: Verletzungsgefahr!)

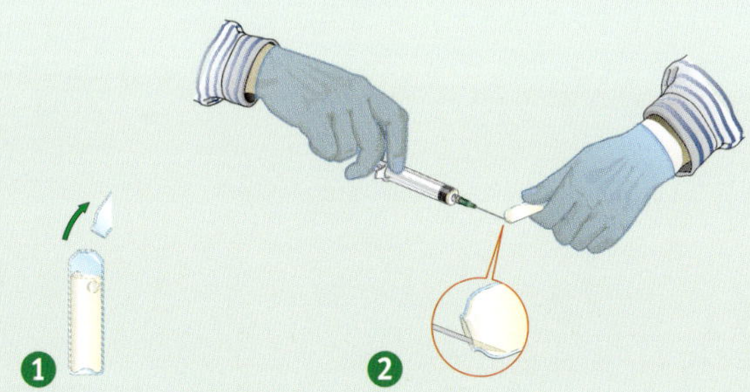

Abb. 55: Umgang mit Ampullen.

So geht's – Injektion durchführen

- Sauber arbeiten: Hände waschen, Untersuchungshandschuhe anziehen und desinfizieren, Einstichort desinfizieren
- Areal ohne Schwellung oder Entzündung auswählen (Oberschenkel, Bauch, Oberarme, Abb. 56); mit einer Hand eine Hautfalte anheben, Nadel in einem Winkel von etwa 15 Grad zur Haut zügig und bis zum Anschlag einstechen
- Gefäß getroffen? Zur Probe am Spritzenkolben ziehen. Kommt Blut, Kanüle etwas vorschieben oder zurückziehen, erneut am Kolben ziehen
- Medikamentengabe
- Kanüle entfernen, Punktionsstelle mit Pflaster versorgen
- Patient beobachten; mit einer Wirkung ist nach frühestens 10 Minuten zu rechnen

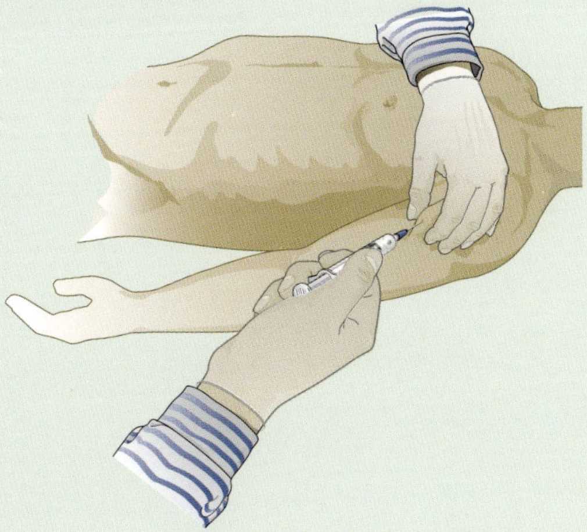

Abb. 56: Injektion – Medikamentengabe unter die Haut (subkutan).

Was kann passieren?

- Verletzung des Helfers an der Ampulle
- Entzündung im Injektionsgebiet
- Allergische Reaktion

Medikamenten- oder Flüssigkeitsgabe – Infusion

Starker Flüssigkeitsverlust – zum Beispiel bei Fieber, Durchfall, Erbrechen oder bei Bewusstseinsstörungen – kann lebensgefährlich sein. Trinken ist in diesen Fällen für den Betroffenen aber häufig nicht möglich. Ab einem Verlust von 10 Prozent des Körpergewichtes (bei Erwachsenen etwa 7 Liter) oder bei Flüssigkeitsmangel mit Bewusstseinsstörung (Tafel 36) sollte daher Flüssigkeit in Form einer Infusion zugeführt werden.

Bei der Infusion handelt es sich um eine potenziell gefährliche Maßnahme.

Möglichkeiten

Es gibt drei Möglichkeiten, Flüssigkeit zuzuführen:

- In das unter der Haut liegende Fettgewebe (subkutan)
- In eine Vene (intravenös)
- Über eine Magensonde

Die Punktion einer Vene und das Legen einer Magensonde sind technisch schwierig. Die subkutane Infusion können medizinische Laien dagegen nach einem Training durchführen (Abb. 57).

Materialien

- Infusionsflüssigkeit (z. B. 500 ml Natriumhydrochloridlösung 0,9% oder Ringerlösung)
- Infusionsleitung (Infusionssystem); kann für mehrere direkt aufeinanderfolgende Infusionen genutzt werden
- Kanüle oder Venenzugang
- Desinfektionsmittel, Tupfer, Pflasterstreifen
- Untersuchungshandschuhe

TIPP Benutzen Sie für die Punktion unter die Haut einen sogenannten „Venenzugang“: Es verbleibt nur ein flexibler Plastikschlauch ohne Verletzungsgefahr. Empfehlenswerte Größen für den Venenzugang: rosa (ø 1,2 mm) oder grün (ø 1,4 mm).

So geht's – Infusion vorbereiten

- Sachgerechte Lagerung und Haltbarkeit der Materialien überprüfen
- Infusionsflasche vorbereiten: Schutzkappe oder -ring am Hals entfernen
- Infusionsleitung schließen: Rädchen nach unten bewegen (1 a), Sporn in den Verschluss am Hals der Infusionsflasche drücken (1 c)
- Tropfkammer füllen (1 b): Flasche mit dem Hals nach unten halten, Tropfkammer der Leitung durch mehrmaliges Drücken füllen – **Achtung:** nur zu etwa 50 % füllen!
- Leitung füllen: Rädchen nach oben bewegen, es beginnt in die Tropfkammer zu tropfen. Infusionsleitung schließen, wenn aus der Leitung Flüssigkeit austritt

So geht's – Infusion durchführen

- Punktionsstelle aussuchen: Bauch oder Oberschenkel (2)
- Punktion vorbereiten: siehe subkutane Injektion (Tafel 79 f.)
- Nach der Punktion die Stahlkanüle des Venenzugangs entfernen (3), die in der Haut verbleibenden Anteile gut mit Pflaster fixieren
- Infusionsleitung mit Drehbewegung anschließen; Flasche so hoch wie möglich oberhalb des Patienten fixieren (z. B. an Handlauf festbinden)
- Leitung vorsichtig öffnen und Tropfgeschwindigkeit einstellen: etwa 1 Tropfen/Sekunde

Was kann passieren?

- Brennender Schmerz zu Beginn der Infusion
- Entzündung im Punktionsgebiet

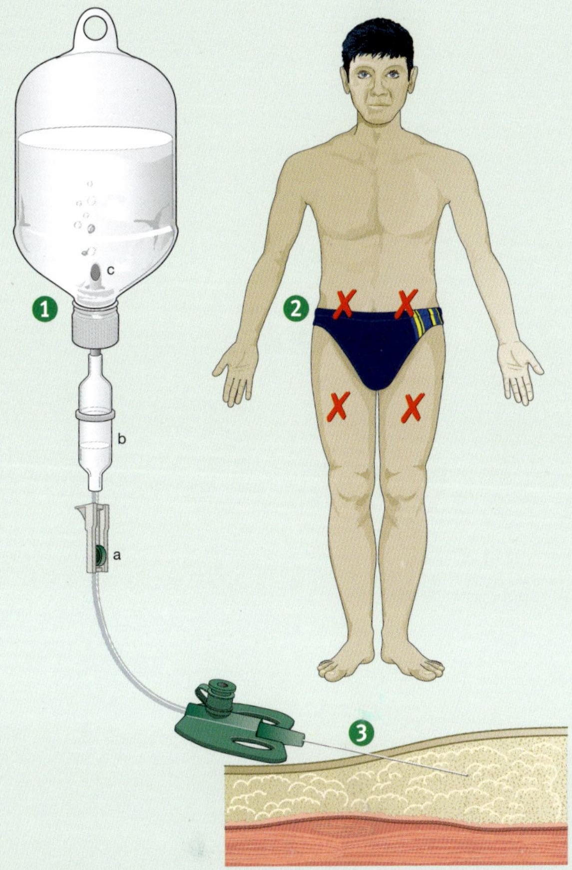

Abb. 57: Infusion – Flüssigkeitsgabe unter die Haut (subkutan).

1. Infusionsflasche mit Infusionsleitung: a = Rädchen, b = Tropfkammer, c = Sporn
2. Bevorzugte Punktionsstellen für die Infusion
3. Venenzugang, unter der Haut liegend (subkutan)

Formulare und Fragebögen

Die ausführlichen Formulare und weitere Fragebögen erhalten Sie unter www.seadoc.de, Stichwort „Informationen".

Medizinische Informationen

Jeder Mitreisende sollte vor Reiseantritt Informationen über seinen Gesundheitszustand abgeben. Diese Informationen können für Helfer im Notfall wichtig sein und sollten in einem Briefumschlag vom Schiffsführer aufbewahrt werden.

- Persönliche Angaben: Name, Alter, Größe, Gewicht
- Adresse und Telefonnummer von Angehörigen und Hausarzt
- Vorbefunde in körperlicher Ruhe: Blutdruck und Puls
- Vorerkrankungen, Operationen und Allergien
- Eingenommene Medikamente, deren Einnahmezeiten und Aufbewahrungsort

Untersuchung

Machen Sie während der Untersuchung Notizen:

- **Allgemeines:** Zeitpunkt der Untersuchung, Patientenname, Alter, Größe und Gewicht
- **Erkrankung:** Hauptproblem, Erkrankungsbeginn, allmählicher oder plötzlicher Beginn, schon mal gehabt? Wenn ja, was ist damals gemacht worden?
- **Bewusstsein:** Aufmerksamkeit, Orientierung, Sprache, Kraft, Empfindlichkeit (Sensibilität)
- **Atmung:** Atemfrequenz, Atemnot, verlängerte Ausatemphase, Schmerzen beim Einatmen
- **Kreislauf:** Puls, Blutdruck, Herzrhythmus, Brustschmerz, Zeichen für verminderte Herzkraft
- **Bauch:** Warnhinweise vorhanden? Welche? Auffälligkeiten von Stuhl oder Urin
- **Haut:** Farbe, Feuchtigkeit, Hinweise auf Flüssigkeitsmangel
- **Schmerzen:** Wo, seit wann, wie (dumpf, hell, wellenförmig), stärker werdend?
- **Verletzungen:** Wo, was, wodurch, Fehlstellung?
- **Verbrennung:** Wo, wodurch, Größe, Verbrennungsgrad, Rauchgasinhalation? Schmerzen?
- **Sonstiges:** Körpertemperatur, weitere Beobachtungen

Medikamentenliste

Für Ihren eigenen Überblick über die an Bord vorhandenen Medikamente und für den Fall einer funkärztlichen Beratung sollten Sie eine Liste der an Bord verfügbaren Medikamente vorbereiten.

Notwendige Informationen:

- Wirkstoff und Konzentration
- Handelsname
- Darreichungsform (Tablette, Tropfen, Ampulle, ...)
- Menge
- Haltbarkeitsdatum

Im Bedarfsfall kann diese Liste per E-Mail an Helfer weitergeleitet werden.

Verlaufsprotokoll

Dokumentieren Sie Basisbefunde regelmäßig, zum Beispiel alle drei Stunden bei stabilen Patienten, alle zehn Minuten in kritischen Situationen.

- Puls, Blutdruck, Atemfrequenz, Temperatur
- Aufmerksamkeit, Kraft
- Gegebene Medikamente

Impfungen

Sie planen eine längere Reise? Nehmen Sie das zum Anlass, einen Blick in Ihren Impfausweis zu werfen. Die Kosten von Reiseimpfungen werden in der Regel nicht von den Krankenkassen übernommen, dennoch werden einige Impfungen bei Aufenthalten in Risikogebieten empfohlen. Bei anderen Impfungen hängt die Empfehlung von Ihrem Reiseverhalten sowie der Art und Dauer der Reise ab. Nutzen Sie die Beratungsangebote der Tropeninstitute und Impfzentren.

Wenn Sie auf „große Fahrt" gehen, sind neben den Standardimpfungen eventuell nochweitere Prophylaxen notwendig. Bitte nutzen Sie rechtzeitig (zum Beispiel 18 Monate vor Reiseantritt) die Beratungsangebote von Impfzentren, Tropeninstituten und Ihren Behandelnden.

Nützliche Internetseiten

- Tropeninstitute, reisemedizinische Beratung, Impfungen: www.rki.de (inklusive Verzeichnis von Tropenmedizinern), www.reiseerkrankung.de, www.tropeninstitut.de, www.fit-for-travel.de
- Richtlinien der Wiederbelebung und Defibrillation: www.erc.edu, www.bundesaerztekammer.de
- Verzeichnis der weltweiten MRCC plus Kontaktdaten: https://sarcontacts.info/
- www.embryotox.de – Anwendung von Medikamenten in Schwangerschaft und Stillzeit
- Vordrucke für mitgeführte Betäubungsmittel, siehe Tafel 67

Kurse und Infos

- Kurse in Erster Hilfe bieten unter anderem das Rote Kreuz, die Johanniter und die Malteser.
- Kurse zum Thema „Medizin an Bord" mit erweiterten Maßnahmen der medizinischen Versorgung bietet der Deutsche Segler-Verband, der Trans-Ocean e. V. oder der Autor selbst über www.seadoc.de, Stichwort „Kursprogramm".

Bezugsquellen

- Materialien für die medizinische Versorgung sind erhältlich in Apotheken.
- Komplettausrüstungen und Defibrillatoren sind erhältlich bei Seadoc (www.seadoc.de) oder bei Ocean Medical (www.oceanmedicalinternational.com).

Literaturhinweise

- Kohfahl, »Medizin auf See«, Delius Klasing
- Kamke/Roever, »Seefit statt seekrank«, Delius Klasing
- Briggs/ Mackenzie, »Skipper's Medical Emergency Handbook«, Adlard Coles

Inhalt

delius-klasing.de

ISBN 978-3-667-12734-1 €26,90 [D]

9 783667 127341